主编　邓　沂

副主编　董胡兴　潘道友

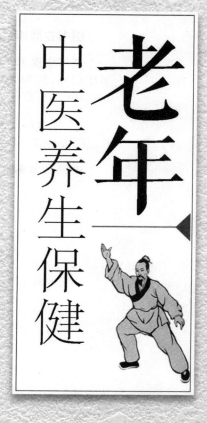

老年中医养生保健

时代出版传媒股份有限公司

安徽科学技术出版社

图书在版编目(CIP)数据

老年中医养生保健 / 邓沂主编.--合肥:安徽科学技术出版社,2020.10(2021.7重印)
ISBN 978-7-5337-8182-8

Ⅰ.①老… Ⅱ.①邓… Ⅲ.①老年人-养生(中医)
Ⅳ.①R161.7

中国版本图书馆 CIP 数据核字(2020)第 038022 号

老年中医养生保健

主　编　邓　沂
副主编　董胡兴　潘道友

出　版　人:丁凌云　　选题策划:王　宜　　责任编辑:王　宜
责任校对:戚革惠　　责任印制:梁东兵　　装帧设计:武　迪
出版发行:时代出版传媒股份有限公司　http://www.press-mart.com
　　　　　安徽科学技术出版社　　　　http://www.ahstp.net
　　　　　(合肥市政务文化新区翡翠路 1118 号出版传媒广场,邮编:230071)
　　　　　电话:(0551)63533330
印　　制:安徽芜湖新华印务有限责任公司　　电话:(0553)3916126
(如发现印装质量问题,影响阅读,请与印刷厂商联系调换)

开本:710×1010　1/16　　　印张:11.75　　　字数:300 千
版次:2021 年 7 月第 3 次印刷

ISBN 978-7-5337-8182-8　　　　　　　　　　　定价:35.00 元

编写说明

  《老年中医养生保健》分上、中、下三篇，上篇阐述中医养生学、老年中医养生保健的基本理论，主要有中医养生保健的概念、特点、目的、意义，及其基本观念和基本原则等；中篇介绍中医养生、老年中医养生保健常用的方法，主要包括精神情志养生法、饮食药膳养生法、生活起居养生法、运动养生法、针灸按摩养生法以及拔罐、刮痧、耳贴等其他养生法；下篇为中医养生、老年中医养生保健的应用举例，主要有因时养生、因人养生以及亚健康与中医干预等。为了便于学习，每章均在章前列"学习目标"，以利学员了解学习目的以及知识与能力要求；章中列"知识链接"，方便学员了解相关知识。本教材注重与时代融合、与现代科技融合，设有随文二维码，即将相关养生保健技能制作成视频，通过二维码数字增值服务，满足学员自主学习需求。

  本教材由芜湖老年大学组织编写，邓沂、安玉霞负责"上篇 基本理论"，邓沂、董胡兴、潘道友、赵晓鹏、廖韧赟、余策负责"中篇 常用方法"，董胡兴、万雪庆、张凯负责"下篇 应用举例"。

  本教材主编邓沂，系安徽中医药高等专科学校教授、安徽中医药大学兼职硕士生导师、芜湖市中医院特聘专家，安徽省名中医、安徽省教学名师、安徽省高校专业带头人。邓沂教授拟定了全书的编写计划和编写体例，在芜湖老年大学董胡兴副教授、安徽中医药高等专科学校康复保健系副主任潘道友两位副主编分别对各自分管章节认真修改的基础上，审读了全书各章节。

  本教材为芜湖老年大学保健系教材，亦适合全国其他省市老年大学使用，同时也适合各类中老年养生保健培训班和广大中医爱好者使用。由于时间较紧及限于作者水平，本书错误、遗漏之处在所难免，希望及时得到广大读者的反馈意见，以便进一步修订完善。

《老年中医养生保健》编写组

2020 年 8 月

目　　录

上篇　基本理论

中篇　常用方法

下篇　应用举例

上篇

基本理论

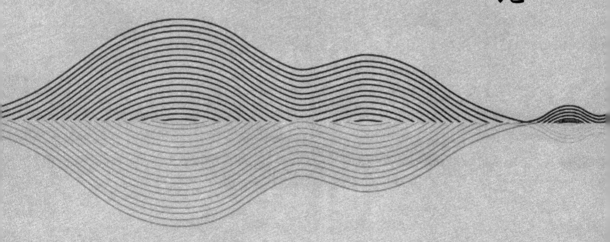

第一章 概　　论

———————— 学习目标 ————————

学习目的：通过对中医养生保健概念、特点、目的、意义的学习，充分认识中医养生保健在维护中老年人健康、减少疾病以及延年益寿方面的重要性和实用性。

知识要求：掌握养生的概念与中医养生保健的概念、特点，熟悉养生的目的和意义。

能力要求：提高查阅中医养生资料的能力，并将中医养生保健的概念自觉运用于个人中医养生保健实践之中。

　　历史悠久、理论独特、内容丰富、成效显著的中医养生保健，是中医学宝库中一颗璀璨的明珠，亦是中华民族优秀传统文化中的瑰宝。近年来，随着国家社会经济的发展、人们生活水平的提高及人口老龄化的来临，中医养生保健得到空前的重视和长足的发展，越来越显示出其强大的生命力和维护民众健康的重要价值。今后，在国家大力发展中医养生保健，积极发展中医药健康养老等健康服务，以及推进、实现提升全民健康素质，维护和促进人民群众身心健康的"健康中国"伟大工程中，中医养生保健将继续造福人类，并发挥越来越重要的作用。

第一节　中医养生保健的概念与特点

一、中医养生保健的概念

（一）养生与保健的概念

养生是中医学特有的概念，古人亦称之为摄生、保生、卫生，偏重于老年养生者则称为寿老、寿亲、寿世。"养生"一词最早见于《庄子·内篇》,《黄帝内经》(简称《内经》)中也多次出现,"摄生"一词最早见于《道德经·五十》。养生、摄生,即保养生命、调摄生命,是指根据生命发展的规律,主要通过自我调摄的手段,采取能够颐养身心、预防疾病、增进健康、延年益寿的方法、技术所进行的各种保健活动。

"保健"为医学专用术语,是近代西医学传入后才有的,指集体和个人所采取的医疗预防和卫生防疫相结合的综合措施。

养生与保健,从个体保健角度来说,两者的含义基本一致,所以当代中医一般称其为"中医养生"或"中医养生保健"。

(二)中医养生学的概念

中医养生学是在中医学理论的指导下,探索和研究人类生命生长发育、寿夭衰老的成因、机制、规律,阐明如何颐养身心、预防疾病,以达到增进健康、延年益寿目的的理论和方法的综合实用性学科。

常用的中医养生方法可分为精神情志养生法、饮食药膳养生法、生活起居养生法、运动养生法、针灸按摩养生法以及拔罐刮痧耳贴等其他养生法。其中每类养生法又包含若干种具体的养生技术,如运动养生法中传统健身动功有五禽戏、八段锦、易筋经、太极拳等。

二、中医养生保健的特点

中医养生保健有着悠久的历史、独特的理论、丰富的内容、卓越的效果。中医养生保健是在中华民族文化背景下,在中医学基础之上发生发展起来的,有其自身固有的特点。中医养生保健的特点有以下四方面:

(一)独特完善的养生理论体系

中医养生保健理论,根植于中医学理论,是以"天人相应""形神合一"的整体观念为出发点,去认识人体生命活动及其与自然、社会的关系。特别强调人与自然环境、社会环境的协调统一,心理与生理的协调一致,讲究体内气化升降浮沉,并用阴阳五行哲学、脏腑经络理论来阐述人体生理病理、生老病死的规律。尤其把精、气、神作为人体三大宝,作为养生保健的核心,进而确定了指导养生保健的诸原则,提出必须"法于阴阳,和于术数,食饮有节,起居有常,不妄作劳,形神并养",自成独特完善的养生理论体系。

（二）和谐中和的养生保健宗旨

人与自然是一个整体，人体内部亦是一个整体，健康就是平衡。因此养生保健的根本宗旨就是和谐中和，人与自然要和谐中和，人体内部也要和谐中和，务使体内外阴阳平衡，中正平和，则可健康长寿。如适应自然，不受外邪侵袭；保持良好的情绪，避免七情过极，以及节制饮食、节欲保精、形劳而不倦等，都体现了和谐中和的养生思想。如《素问·上古天真论》"虚邪贼风，避之有时，恬惔虚无，真气从之，精神内守，病安从来"讲的是和谐养生，"食饮有节""形劳而不倦"讲的又是中和养生。唐代医学家、养生家孙思邈《备急千金要方》（简称《千金要方》）亦谓"惟无多无少者，几于道矣"。

（三）综合多法的辨证养生方法

中医养生方法众多，有着广泛的群众基础，如太极拳早已风靡海内外；药酒、药茶、膏方、药膳菜肴以及针灸、中药、气功等养生方法，已经受到国内外养生爱好者的高度重视并广泛使用。然而，养生保健是一项系统工程，并非一功一法、一招一式就能实现，而是要针对个体的生理病理状况，采取多种方法，进行因时因地因人三因辨证的调养，才能达到健康长寿的目的。因此，中医养生保健包括生活起居养生、饮食药膳养生、精神情志养生、运动养生、药物养生、针灸养生、按摩养生、气功养生、文化娱乐养生以及因时养生、因地养生、因人养生等方面。切忌千人一法、四时一食，而是针对养生者各自的不同体质类型、亚健康状态或疾病证候特点，有的放矢，多法联用，综合调养。

（四）贯穿一生的全面养生实践

人的健康长寿，非一朝一夕就能完成。养生不仅仅是中老年时期的事，而是要自妊娠于母体之始，直至耄耋老年，每个年龄阶段都要采用不同的养生方法，同时必须持之以恒，坚持不懈。养生保健强调其是全生命周期的事情，要伴随人的一生一世、一言一行。中老年人更要重视、践行、坚持养生之道。在未病之时、亚健康时期、患病之际、病愈之后，都要根据不同体质类型、亚健康状态或疾病证候特点采用相应的养生方法。孙思邈《千金要方》强调养生知识、技能"必须家家自学，人人自晓"。全面普及养生知识，践行养生之道，提高全民养生保健的自觉性，把养生保健作为人生活的重要组成部分，是中医养生保健的基本特点。

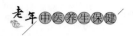

第二节 中医养生保健的目的和意义

一、中医养生保健的目的

健康与长寿，自古以来就是人类共同的愿望和追求。人生在世，外有六淫病邪侵袭，内有五志七情之感和饮食劳倦之伤，因此常有疾病发生而影响健康、威胁生命，使人不能尽享天年。养生保健的目的有以下三方面：

（一）增强体质

增强体质是养生保健最重要的目的。古语有"金无足赤，人无完人"之说。人们在父母孕育其期间，出生后生长发育与生活工作学习期间，既有可能出现不良体质，亦有可能表现亚健康状态，绝对健康的人是很少的。因此，每个人的一生，都必须不断地增强体质、维持健康。

一个人后天的自身调养即养生保健，对于体质的改善、增强、亚健康的调理均具有重要意义，尤其是先天禀赋虚弱的人如果后天调养、养生保健得当，可使体质变强，从而弥补先天之不足，因此后天的养生极其重要。

（二）预防疾病

预防疾病亦是重要的养生目的。由于自然和社会环境的影响，加之人们尤其是中老年人自身正气衰退等问题，人们都不可避免地受到各种致病因素即邪气的侵袭而引起各种疾病，中老年人尤其易于患病。疾病对人体的危害，不仅可以使人体的机能下降，耗散人体的精气，影响健康水平和生活质量，而且还会缩短寿命。

疾病的发生关系到正气和邪气两个方面。因此，中医养生强调扶助正气，抵御邪气，以预防疾病。强调"上工不治已病，治未病"。注重未病先防、欲病防萌、既病防变和瘥后防复。旨在通过养生保健，预防疾病，改善亚健康状态，防止疾病传变，预防疾病复发。

（三）延年益寿

养生保健还有延年益寿的目的。人生都要经历生长壮老这些不同的生命阶段。衰老是生命活动之中不可抗拒的自然规律，死亡亦是人生不可避免的环节。但是要减缓衰老过程，达到天赋的自然寿命，是人人都在追求的目标，也是医学包括中医学研究和实践的主要内容。

人类衰老的快慢、寿命的长短并非人人相同，但是究其原因，则与人的先天禀赋和后天自身调养有密切关系。中医养生往往通过调理脏腑虚损、和调气血阴阳，如应用补脾益肾、行气活血等方法，使脾胃生化气血旺盛、肾精肾气充盈强盛、气虚血瘀状态改善，从而达到延缓衰老、健康长寿的目的。

二、中医养生保健的意义

养生保健的意义重大，从小处讲，个人要想强身健体、少生疾病、益寿延年就必须养生；从大处说，人类要想与天地自然环境和谐共处、持续稳定地发展进步而不至湮灭也必须养生。中医养生保健的现实意义有以下四方面：

（一）真正体现"以人为本"的理念

天地之间，以人为贵。"人命之重，有贵千金"，"人之所贵，莫贵于生"。"奔小康，先健康"，"健康不是一切，但没有健康就没有一切"，已然成为全社会的共识。目前党和国家都把提高人民健康水平作为国家的基本国策，作为为人民谋福祉的重要工作。

首先需要各级领导、各行各业都把维护人的健康、养生保健作为制定政策和行为规范的出发点。既要促使经济的繁荣和发展，又要重视人的健康长寿。一切发展都要"以人为本"，不能以牺牲人的健康作为代价。人的健康在很大程度上取决于生存的环境，包括自然环境和社会环境。因此，养生的意义在于人人都要珍惜自我，保护环境，促进健康，进而促使全民素质提高和国家的繁荣昌盛。

（二）适应疾病谱和医学模式的改变

随着现代社会工业化、城市化、全球化、老龄化以及社会经济的高速发展，在人类社会飞速发展的同时，不利于人的生存和健康的社会环境因素也日益增多，人们在生活逐渐丰裕以后，复杂的生物、社会及心理等综合因素引起的"现代文明病"接踵而至。当前我国民众的疾病谱已从感染性传染性疾病向非传染性疾病演变，身心性、功能性疾病越来越多，慢性病、老年病比例越来越大。心脑血管病、糖尿病、肿瘤已成为影响国人健康水平和死亡的主要因素。

随着疾病谱的改变，医学模式也发生了适应性的变化，由过去单纯的"生物医学"模式转向"生物-心理-社会医学"模式。此种模式的主要任务及特点即控制和降低慢性病的发病率。

古老且充满活力的中医养生保健正好与当代社会疾病谱、医学模式的变化

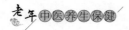

相适应,其所倡导的四维健康、天人相应、和谐中和等基本观念、原则,恰恰为当今人类的生存和发展提供了正确的健康理念。因此,要求我们把人类、社会和环境等因素联系起来,去理解和应对人的健康和疾病,从而杜绝、减少疾病,促进健康,延长寿命。

(三)符合卫生健康服务前移的要求

"预防为主",是我国医疗卫生服务的基本方针。但是,由于种种原因,许多人不是病前预防,而是平时不注意,有病乱求医;不少医生也像消防队员一样哪里报警扑向哪里。实际上,中医养生学早就提出"上工不治已病,治未病",强调高明的医生不是等人得了病再去医治,而是防患于未然,"未病先防",重视疾病的预防和传变。

当前,我国大力发展社区、乡镇卫生服务,强调健康管理,积极开展中医治未病养生保健服务。将卫生健康服务前移,医疗卫生工作变革为卫生健康服务,不仅能有效促进全民健康、健康老龄化,而且可大大降低卫生经费,缓解社会卫生工作负担,现实意义十分重大。

(四)促使精神修养与社会和谐发展

当代社会,人们社会交往增多,生活工作学习节奏加快,随之而来的是对社会交往和生活工作学习的不适应和厌倦、精神的紧张和情绪的烦躁;物质生活不断丰富、物欲诱惑层出不穷的背后,是物欲冲击下精神心理的失调;高度发展的社会、激烈迅猛的竞争,构成了形态多样的压力,致使不少人处于包括精神心理亚健康等在内的亚健康状态,心脑血管疾病、胃肠病、肿瘤等身心疾病明显增多。

中医养生保健要求人们"修身养性""形神共养"。《素问·上古天真论》强调:"恬惔虚无,真气存之,精神内守,病安从来?"孙思邈"养生十要"则把"强神"作为第一要素。中医养生保健强调精神情志养生,把精神情志和道德修养放在养生的首要地位,现代四维健康观也包括道德健康,说明中医养生保健对于促进人们精神修养和社会和谐发展具有重要的意义。

(邓　沂)

第二章　中医养生保健的基本观念

中医养生学主要通过研究人类的生命规律，从而寻找到能促进健康和预防疾病的方法；并且通过对人类衰老机制的探讨，从而获得延年益寿的方法。这些所有的实践活动都必须以中医养生保健观念为指导思想。中医养生保健的基本观念主要表现为生命观、寿夭观与健康观。

第一节　生命观

生命观，是人们对生命存在性质、生命活动特点的基本认识和看法，具体包括生命的物质观、运动观和衰老观。

一、生命的物质观

《素问·宝命全形论》说："人以天地之气生，四时之法成……天地合气，命之曰人。"人的生命与世界万事万物一样，都是依靠天地之精气而产生，随四时阴阳变化的规律而生长变化的。就人的个体来说，生命来源于父母的先天精气，又有赖于后天精气的不断滋养和充盈而发育成人。中医养生保健非常重视精、气、神，称其为人生之"三宝"。

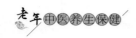

（一）精是生命的物质基础

精是构成生命个体的最基本物质，有促进人体生长、发育和生殖，调节代谢和生理功能的作用。

精分为先天之精和后天之精。先天之精与生俱来，先身而生，它禀受于父母的生殖之精，是构成胎元的原始物质，是形成生命的基础。后天之精后天产生，后身而生，它来源于人出生之后，由脾胃从饮食中获取的水谷精微和脏腑所化生的精微组成。

先天之精和后天之精关系密切。先天之精和后天之精相互滋生、相互促进，融为一体，封藏于肾脏，统称为肾之精气。精除了在脏腑功能活动中被部分消耗外，其余的则成为脏腑之精，如若脏腑之精充盈，盈余的精则藏于肾。

补肾养肾、惜精保精为养生的原则。《素问·上古天真论》中精辟地描述了肾中精气与生命运动的密切关系。自古以来中医都将补肾养肾、惜精保精作为养生基本原则之一。肾藏精，主生长发育。肾中精气与生长壮老、生命运动密切相关，有着盛则俱盛、衰则俱衰的同步联系。

（二）气是生命活动的动力

中医学从"气是宇宙的本原，是构成世界万事万物最基本的元素"这一精气学说基本观点出发，认为气是构成人体形体的基本物质，亦是维持人体生命的动力保证。

气是构成人体形体的基本物质。人类生活在宇宙天地上下气交之中，是由气构成的，与世界上万事万物一样是天地形气阴阳相感的产物，是物质世界有规律地运动变化的结果。人的生命机能源于人的形体，而人的形体又必须依靠摄取自然界的一定物质才能生存。像《素问·六节藏象论》说："天食人以五气，地食人以五味……神乃自生。"气是一种至精至微的物质，是构成自然万物的原始材料，如清气等。

气是维持人体生命的动力保证。中医学认为，"气机"即气的升降出入，是生命活动的基本特征。气，既是构成人体形体的基本物质，又是维持人体生命的动力保证。人体内的气不断地进行着升降出入的运动，由此推动和调控机体的新陈代谢，维持人的生命活动。

养气为养生的原则。气是构成人体形体的基本物质，亦是维持人体生命的动力保证，中医养生将养气作为基本原则之一。因此，气强则身强寿长，气弱则身弱寿夭。

（三）神是生命活动的主宰

神是在生命机能的基础上产生的更为高级的机能活动。

神是生命活动的主宰。神是人体一切生命活动包括生理活动和心理活动的主宰者，是生命活动的外在表现。

神与精、气、血、津液关系密切。神的产生和其作用的发挥以精、气、血、津液为物质基础。同时，人体的脏腑组织、气血津液等功能活动的正常运行，又必然受到神的主宰和调控。如《灵枢·本神》说"生之来谓之精，两精相搏谓之神"，战国时期荀况《荀子·天论》说"形具而神生"。

养神调神为养生的原则。神是生命活动的主宰，中医养生亦将养神、调神作为基本原则之一。因此神充则身强寿长，神衰则身弱寿夭。

精、气、神三者概念不同，但是在人的生命活动过程中是密切联系、不可分割的。神由精所化生，在神形成后，又需要精的滋养。所以，精能生神，神能驭精，精足则形健，形健则神旺；气能生神，神能御气，气盛则神旺，气衰则神病，气绝则神亡。精、气、神既是生命组成的基本物质，又是生命活力的保证。所以，历代养生家在养生保健的理论和实践中都非常重视对精、气、神三者的调养，明确了养精、益气、调神的养生保健原则。

二、生命的运动观

运动观即从变化角度把握生命规律。运动观认为宇宙万物都是永恒运动而无休止的，即使看上去静止的东西，实质上也是在不断地运动，"动而不息"是自然界的根本规律。

（一）世界都处于运动之中

整个自然界事物都处于运动之中。世界是运动着的世界，一切物质包括整个自然界事物和人体，都处于不停的运动之中。

物质运动的基本形式为升降出入。只有运动才能化生万物，一切事物的发生发展变化乃至衰亡都源于气的运动，人类的生命同样具有恒动的特性。物质运动的基本形式为升降出入，如《素问·六微旨大论》说："夫物之生从于化，物之极由乎变，变化之相薄，成败之所由也……成败倚伏生乎动，动而不已，则变作矣……出入废，则神机化灭；升降息，则气立孤危。故非出入，则无以生、长、壮、老、已；非升降，则无以生、长、化、收、藏。"

（二）人的生命亦是运动的

中医学认为，不仅人的整个生命活动是生长壮老运动变化的，而且人的生理功能也是不断运动变化的平衡过程，维持生理功能的物质基础精、气、血、津液亦都处于恒动变化之中。

譬如气的升降出入运动即气机的协调平衡，是人生命活动正常进行的重要保证。《素问·阴阳应象大论》指出："寒气生浊，热气生清。清气在下，则生飧泄；浊气在上，则生䐜胀。此阴阳反作，病之逆从也。"说明人的消化运动就是气的升降运动的具体体现，而升降失常则会发生疾病。

三、生命的衰老观

人的衰老是生命运动的必然规律，《素问·上古天真论》《灵枢·天年》对此有详尽记载。

（一）衰老过程

衰老是人类正常生命活动的自然规律，人类的肌体在生长发育完成之后，即逐渐进入衰老或衰退的过程。

衰老分为生理性衰老与病理性衰老。生理性衰老，指随年龄的增长至成熟期以后所出现的生理性衰老或衰退，是一切生物的普遍规律。病理性衰老，是由于内在的或外在的原因使人体发生病理性变化；衰老现象若提前发生，这种衰老又称早衰。实际生活当中，绝对的生理性衰老是不存在的，生理性衰老往往合并着病理性衰老出现，同时病理性衰老比生理性衰老出现得早而且表现亦较生理性衰老突出。因此延年益寿，既需要延缓生理性衰老，更需要预防因病致衰。

人的生命周期，一般分为发育期（0～20 岁）、成熟期（20～40 岁）、渐衰期（40～60 岁）、衰老期（60～80 岁）与高龄期（80 岁以上），其中渐衰期、衰老期和高龄期属衰老过程。这种划分目前尚有一定的意义，但随着人类预期寿命的延长，将会有新的改变。

现阶段我国老年人的年龄分期标准为：45～59 岁为老年前期（中老年人），60～89 岁为老年期（老年人），90 岁及以上为长寿期（长寿老人）。世界卫生组织最新老年人的年龄分期标准为：60～74 岁为年轻的老人或老年前期，75～89 岁为老年人，90 岁及以上为长寿老人。

（二）衰老征象

《内经》在论述衰老过程时主要从以下几个方面述其征象，一是头面部征象，如颜面憔悴、荣华颓落等。二是躯体形态征象，如发白发落、皮枯齿槁等。三是生理机能变化征象，如耳失聪、目不明、感觉迟钝、身重懒动、好坐好卧等。四是生殖机能变化征象，女子月经紊乱闭止，男子阳痿精少，丧失生育能力。五是情绪变化征象，如苦悲忧等。

综合《内经》《素问·上古天真论》《素问·阴阳应象大论》与《灵枢·天年》等内容，人类随着年龄增长而依次出现的衰老征象如下：40岁（五七、六七、五八）面憔，发堕，发白，齿槁，腠理疏，荣华颓落，起居衰，好坐；50岁（七七、六八）地道不通（月经闭止），女子无子，面憔，发鬓斑白，形体衰坏，身体重，耳目不聪明；60岁（七八、八八），筋骨懈惰，形体皆极，好卧，齿发去，九窍不利，涕泣俱出，阴痿（阳痿），精少，男子无子，苦悲忧；70岁，皮肤枯；80岁，魄离，言善误。

第二节　寿夭观

生命是运动变化的，任何事物有开始就会有终结，生、长、壮、老、已是人类生命的自然规律。以下介绍天年、预期寿命的概念以及影响寿夭的因素等内容。

一、天年及预期寿命

（一）天年与寿命

天年，就是天赋的年寿，指人的自然寿命，即生命的数量、长度。

寿命，即寿限，有时亦称寿夭，是指人从出生经过发育、成长、成熟、老化以至死亡前机体生存的时间。人的寿命是有一定期限的，简称"寿限"。

一般认为，人的寿命不超过120岁。如《素问·上古天真论》说"尽终其天年，度百岁乃去"，《尚书·洪范篇》说"寿，百二十岁也"。三国时期养生家嵇康《养生论》说："上寿百二十，古今所同。"德国著名学者H. Franke在1971年提出："如果一个人既未患过病，又未遭到外源性因素的不良作用，则单纯性高龄老衰要到120岁才出现生理性死亡。"

（二）预期寿命

预期寿命，即人均预期寿命，又称平均预期寿命，是在比较某个时期、某个地区或某个社会的人类寿命时通常采用的概念,是指已经活到一定岁数的人平均还能再活的年数,若在没有特别指明岁数的情况下人均预期寿命是指新出生人口的平均预期寿命。

预期寿命数值的高低主要受社会经济发展和医疗水平等因素的影响,反映了社会经济发展和医疗水平高低,在不同社会、不同时期其都有很大的差别。

我国的预期寿命,随着国家社会经济的发展、人民生活水平的提高和医疗卫生事业的进步,其数值呈逐渐增加的趋势。

2000年、2010年国家统计局进行的第五次、第六次全国人口普查的资料统计,我国人口的平均预期寿命分别为71.40岁、74.83岁,男性为69.63岁、72.38岁,女性为73.33岁、77.37岁。国务院新闻办公室2016年6月14日公布《〈国家人权行动计划(2012—2015年)〉实施评估报告》:"我国2015年人均期望寿命达到76.34岁。"2000年、2010年世界人口的平均预期寿命分别为66岁、69.6岁,高收入国家及地区为76岁、79.8岁,中等收入国家及地区为64岁、69.1岁。可见,2000年、2010年中国人口的平均预期寿命比世界平均水平分别高5岁、5.23岁,比中等收入国家及地区高7岁、5.73岁,但与高收入国家及地区相比约低5岁、4.97岁。以上数据表明,我国人均预期寿命呈逐渐增加的趋势,但与发达国家和地区相比还有差距,同时城镇人口与农村人口亦有差距。这反映了我国社会经济发展和医疗水平与世界发达国家和地区还有一定的差距,同时存在着发展不平衡的现象。

今后,随着我国社会经济的快速发展,人民生活水平的不断提高,医疗卫生保障体系的不断完善,包括养生保健的有效实施,将进一步降低人口死亡率,保障人民健康水平的提高,我国人口的平均预期寿命有望进一步提高。2016年10月25日中共中央、国务院《"健康中国2030"规划纲要》提出,到2030年,我国人均预期寿命较目前(2015年)的76.34岁继续增长,达到79岁。

二、影响寿夭的因素

人类的寿命相对固定,但是就个体而言,人的寿命又有较大的差异。影响人类寿命长短即寿夭的因素有以下两方面:

(一)先天禀赋的强弱是决定人类寿夭的主要因素

先天禀赋,是个体在先天胎传、遗传的基础上及胎孕期间内外环境的影响下,所表现出的形态结构、生理机能、心理状态和代谢方面综合的、相对稳定的特征,由于禀赋源于父母先天,故称先天禀赋。

人的寿夭与父母先天禀赋密切相关。先天禀赋受于父母,先天禀赋强则身体壮盛,精力充沛,适应能力和抗病能力强,因此寿命比较长。反之,先天禀赋弱则身体虚弱,精神萎靡,适应能力和抗病能力差,所以寿命比较短。如东汉思想家王充《论衡·气寿篇》指出:"夫禀气渥则其体强,体强则寿命长;气薄则体弱,体弱则命短,命短则多病寿短。"1974年,国外科学家研究了9 000多个子女的寿命,结果亦发现:父母长寿的,子女也长寿。世界卫生组织经过调研指出,人的健康、长寿15%决定于父母的遗传。

(二)后天因素是决定人类寿夭的重要方面

先天禀赋虽然是寿夭的主要决定因素,但若自持先天禀赋充足,不注意后天生活调护,那么体内所含的优质精气也会被逐渐消耗,最终导致早夭。反之,若是先天禀赋薄弱,能够后天摄养得当,可使禀赋、体质由弱变强,弥补先天不足而健康、长寿。如明代医学家张介宾《景岳全书》说:"人之自生至老,凡先天之有不足者,但得后天培养之力,则补天之功,亦可居其强半。"世界卫生组织指出,人的健康长寿7%决定于气候影响,10%决定于社会因素,8%决定于医疗条件,而60%决定于自己。

影响人类寿夭的后天因素约有以下四点:

1. 自然环境因素

自然环境具体包括气候环境、气象因素、地理环境和各种环境污染等。中医学强调"天人相应"整体观,重视人和自然环境的相互联系。人和自然是一个整体,当自然环境发生变化时,人体会与之发生相应的变化,同时有可能引起疾病或影响寿命。

《素问·五常政大论》指出:"高者其气寿,下者其气夭。"《淮南子·坠形训》指出:"暑气多夭,寒气多寿。"唐代医学家王冰在《黄帝内经·素问》次注中解释,"阳不妄泄,寒气外持,邪不数中,而正气坚守,故寿延";而湿热地区的居民"腠理开多而闭少","阳气耗散,发泄无度,风湿数中,真气倾竭,故夭折"。早在2 500年以前,我国西北的青藏高原和新疆地区就被发现是长寿区。目前,据人口普查资料显示,青藏高原和新疆地区仍是我国的长寿区。但是由于现代人改造环境的能力远远强于古人,所以我国东南地区目前也有不少高寿者。

现代,人类在生产、生活过程中产生的有害物质,如化学及放射性物质、噪声、废气、废水、废渣等,均可导致环境污染。这些有害的环境因素长期作用于

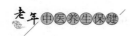

人体,就会产生致敏、致癌、致病等作用而危害人类的健康,影响人类的寿命。

2. 社会环境因素

人是社会的组成部分,人能影响社会,社会也会对人产生影响。如《论衡》指出:"太平之世多长寿之人。"

过去,社会动荡,战乱频繁,人们流离失所,缺衣少食,生活不规律,饥饱失常,导致正气损伤,抗病能力低下,各种疾病频发,尤其是瘟疫流行,更加带来大量人群的死亡,平均寿命短。现在社会安定,人们的生活规律,丰衣足食,正气强盛,抵抗力强,疾病较少,平均寿命也较长。

社会环境因素之中,人们社会地位的变化亦会带来物质和精神生活的变化,对人的身心健康有着重要的影响,甚至可以影响健康,导致疾病,减损寿命。

当代,随着社会的进步,经济的发展,文化水平的提高,人们的衣食更加充裕,居住环境更加舒适,人类对自身健康与疾病的认识日益深入,知道养生保健、有病早治、病后防复,因此人类的寿命也会随着社会的进步而越来越长。

3. 个人行为因素

个人行为因素主要包括个人在饮食、起居、劳逸、嗜好、欲望等方面的行为方式。

个人行为方式如果适度,则有利于健康;反之,则会有损于健康,引起疾病,甚至导致夭亡。例如,饮食摄入不足,则正气不足,身体虚弱;饮食无度,则损伤脾胃。嗜食肥甘,则助湿生痰;嗜食辛辣,易化火灼津。过劳易损伤筋骨,消耗气血;房事过度,常会大伤肾精肾气,出现早衰。正如《素问·上古天真论》所说:"上古之人,其知道者,法于阴阳,和于术数,食饮有节,起居有常,不妄作劳,故能形与神俱,而尽终其天年,度百岁乃去。今时之人不然也,以酒为浆,以妄为常,醉以入房,以欲竭其精,以耗散其真,不知持满,不时御神,务快其心,逆于生乐,起居无节,故半百而衰也。"

4. 个人疾病损伤

疾病损伤与寿夭之间亦有密切的关系。

疾病会加速衰老,衰老又会诱发疾病。现实生活之中,能够享尽天年,"无疾而终"者是极为少见的。上海医科大学老年病研究中心联合多家单位对60岁以上人群的死亡原因做了调查,通过对6860份死亡证明的调查发现,因疾病死亡者占82.3%,以衰老为直接死亡原因的仅占0.2%。譬如就目前而言,心脑血管疾病、肿瘤、糖尿病等疾病已经成为导致我国人口死亡的常见疾病。所以,中医养生保健十分强调预防的重要性,要求人们避其邪气,减少患病次数,遏制病情加重,防止因疾病而减损寿命。

第三节　健康观

中医养生保健是以维护人体健康、延年益寿为目的的,而生活质量要以健康做参考,长寿要以健康为基础。因此,正确的健康观是中医养生保健的基础,是中医养生保健的基本观念。

一、西医与中医的健康观

传统的健康观是"无病即健康",而现代的健康观则是整体健康,其含义并不仅仅是传统意义的身体没有疾病。

（一）西医的健康观

历史发展到近代,人们对健康的认识发生了飞跃。1948年世界卫生组织对健康提出的定义是:"健康不仅是没有疾病或不虚弱,而是保持身体的、精神的和社会适应的完美状态。"1990年世界卫生组织对健康做了最新定义:"一个人在躯体健康、心理健康、社会适应良好和道德健康四个方面皆健全才算健康。"说明人是社会的人,医生在预防、诊断和治疗疾病的时候,不仅要考虑到人的身体情况,还要考虑社会、精神等因素对人体健康的影响。只有生理和心理皆健全,社会适应良好和道德健康,才能算是真正的健康。

世界卫生组织针对健康的概念,先后在八条规定(吃得快、便得快、睡得快、说得快、走得快、良好的个性、良好的处世能力、良好的人际关系)的基础上,分别提出了十条和十四条具体的健康规定:

1.十条规定

精力充沛,能从容不迫地应付日常生活和工作的压力而不感到过分紧张;

处事乐观,态度积极,乐于承担责任,事无巨细不挑剔;

善于休息,睡眠良好;

应变能力强,能适应环境的各种变化;

能够抵抗一般性感冒和传染病;

体重得当,身材匀称,站立时头、肩、臂位置协调;

眼睛明亮,反应敏锐,眼睑不发炎;

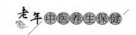

牙齿清洁、无空洞、无痛感,齿龈颜色正常、不出血;

头发有光泽,无头屑;

肌肉、皮肤富有弹性,走路轻松有力。

2.十四条规定

有足够充沛的精力,能从容不迫地应付日常生活和工作压力而不感到过分紧张;

态度积极,乐于承担责任,不论事情大小都不挑剔;

善于休息,睡眠良好;

能适应外界环境的各种变化,应变能力强;

能抵抗一般性的感冒和传染病;

体重得当,身材匀称,站立时的颈、肩、臂的位置协调;

反应敏锐,眼睛明亮,眼睑不发炎;

牙齿清洁,无空洞,无痛感,无出血现象,齿龈颜色正常;

头发有光泽,无头屑;

肌肉和皮肤富于弹性,走路轻松,协调;

道德高尚,有良好的公德,有道德修养;

对自己和他人的健康负责,工作、生活、娱乐等以不影响、不损害他人利益和健康为前提;

不侵占、偷窃他人钱财物品以及研究成果;

不吸毒,不淫乱。

(二)中医的健康观

中医养生保健对健康状态的认识,简单地说就是"形与神俱",具体表现为形体、心理、社会、道德的四维健康观。

1.形体生理健康是健康的基础

人的健康首先是形体的健康,只有形体强健,精神才能充沛。

人体是一个有机的整体,人体内部充满着阴阳的对立与统一。"阴平阳秘"即阴阳的平衡协调,是人体生理活动的基础,是人体健康的保证。这种平衡如果被破坏,阴阳失去平衡,人体便会发生疾病。

"阴平阳秘"表现为构成人体的各个脏腑、经络、官窍等组织器官发育良好,功能正常;维持生命活动的精、气、血、津液等生命物质来源充足,生化无穷,运行调畅。

2.心理健康是健康的重要方面

医学家、养生学家通过长期的临床实践观察发现,在所有的精神心理活动中,情志对健康的影响最直接,最广泛,也最常见。

情志活动的正常反应是脏腑功能良好的表现,同时一般不会导致疾病。当情志变化超越了人体自身的调节范围,就会引起脏腑气血功能紊乱,导致疾病的发生,此即称为"七情内伤",是致病的主要原因。

《灵枢·本脏》强调"志意和",认为人的精神情志应保持整体和谐的健康状态。《灵枢·本神》《素问·上古天真论》提出"和喜怒而安居处","恬惔虚无,真气从之,精神内守,病安从来",认为情志和调是健康的标志,调摄精神情志可以预防疾病。

3.适应社会是健康的更高要求

中医学非常重视个人在适应社会环境的过程中,充分发挥身心潜能,并获得满足感,从而保持情绪稳定、感觉愉快的良好状态。由此即可安定气血,强健脏腑,促进身体健康,尽享天年。

养生保健要求人们在社会生活中应该淡泊名利,与人交往要谦逊诚恳,以平和的心态看待复杂的社会环境,与社会环境和谐相处。如《素问·上古天真论》说:"美其食,任其服,乐其俗,高下不相慕。"孙思邈《千金要方》亦谓:"于名于利,若存若亡;于非名非利,亦若存若亡。"

4.道德健康是健康的最高境界

道德高尚,可保持正常的心理与情志活动,从而促进健康长寿。

人们日常生活之中,能够按照社会道德标准规范自己,能使自己的衣食住行及精神情志方面合理适度,可达到身体健康、延年益寿的目的。像《素问·上古天真论》提出的"淳德全道",以及孔子提出的"君子坦荡荡,小人长戚戚""仁者不忧""仁者寿""大德必得其寿"等观点就是如此。

二、形与神俱的健康标准

中医养生保健认为,形与神俱的健康人应该符合以下两方面的标准:

(一)形体生理健康的特征

1.眼睛有神

《灵枢·脉度》说:"肝气通于目,肝和则能辨五色矣。"《灵枢·大惑论》说:"五脏六腑之精气,皆上注于目而为之精。"眼睛的状况与五脏六腑的精气息息相关。所以,视物清晰、目光有神,是肝气健康最明显的表现。若视物不清、目光无神甚至呆滞、迟钝,则是脏腑精气虚衰的表现。

2.面色红润

面色是气血盛衰的"晴雨表"。脏腑功能正常,气血津液充足则面色红润,否则脏腑功能失调,气血亏虚则面部没有光泽。中国人属于黄种人,"红黄隐隐,明润含蓄"是健康的面色。若面色淡白、萎黄或晦暗,则是脏腑功能虚衰、气血亏损的表现。

3.声音洪亮

《素问·六节藏象论》云:"肺者气之本。"《素问·五脏生成》曰:"诸气者,皆属于肺。"《景岳全书》说:"声由气发。"声音的高低取决于肺气充足与否。声音洪亮,是肺气健康的表现。若声音低弱无力,则是肺气虚弱的表现。

4.二便调畅

《素问·五脏别论》说:"魄门(肛门)亦为五脏使,水谷不得久藏。"意思是说经脾胃、肠胃消化后的饮食糟粕不能藏得太久,久藏则大便秘结。排出小便是水液代谢后废液的主要排除途径,它与肺、脾、肾、膀胱等脏腑的关系非常密切。所以大便通畅、小便通利反映了脏腑功能正常,是健康的状态。若二便不调,则是脏腑功能失调的表现。

5.呼吸微徐

《黄帝八十一难经》(简称《难经》)说:"呼出心与肺,吸入肝与肾。"呼吸与心、肺、肝、肾关系极为密切。呼吸不急不缓、从容不迫,说明脏腑功能良好,是健康的状态。若呼吸急促、呼吸浅微,则是肺肾失调的表现。

6.脉象缓匀

《素问·脉要精微论》说:"脉者,血之府也。"血液在脉内循行,脉象反映了气血的状况。健康人的脉象是平脉,即从容和缓、不疾不徐。

7.形体适宜

形体与气血是否充盈有关。过瘦或过胖都是病态的反映,胖人多气虚阳虚、多痰湿,瘦人多血虚阴虚、多火旺。体形匀称、不胖不瘦,是健康的标志。

8.肌肤润泽

《素问·痿论》说:"肺主身之皮毛……脾主身之肌肉。"肌肤需要脏腑、气血津液的濡养。肌肤润泽与否,与脾肺功能、气血津液状况有关。肌肤润泽、富有弹性、腠理致密,是健康的表现。若肌肤失润、憔悴枯槁、腠理疏松,则是脾肺功能失调、气血津液不足的表现。

9.牙齿坚固

《素问·痿论》说"肾主身之骨髓",齿为骨之余。牙齿依赖肾中精气来充养,牙齿坚固与否与肾精相关。牙齿坚固、整齐,是健康的表现。若牙齿松动、脱落或不整齐,则是肾精不足的表现。

10.双耳聪敏

《灵枢·脉度》说:"肾气通于耳,肾和则耳能闻五音矣。"《灵枢·邪气脏腑病形》说:"十二经脉,三百六十五络……其别气走于耳而为听。"耳的功能与肾脏、全身脏腑经络有关。双耳聪敏、反应灵敏是健康的表现。若听力减退、迟钝、丧失,则是肾精不足、经络功能失调的表现。

11.腰腿灵便

《素问·脉要精微论》说:"腰为肾之府……膝为筋之府。"《素问·痿论》说:"肾主身之骨髓……肝主身之筋膜。"腰腿与筋骨及其肾精、肝血密切相关。灵活的腰腿和从容的步态是健康的表现。若肾精虚则腰酸骨软、身体不能久立,肝血虚则膝酸筋软、四肢屈伸不利。

12.头发润泽

《素问·六节藏象论》说:"肾……其华在发",发为血之余。头发的生长与脱落、润泽与枯槁,不仅依赖于肾中精气之充养,还有赖于血液的濡养。头发色黑润泽是健康的表现。若头发变白、发黄、脱落,则是肾亏血虚的表现。

13.食欲正常

胃主受纳,脾主运化,为后天之本、气血生化之源。明代医学家李中梓《医宗必读·肾为先天本脾为后天本论》说:"有胃气(脾胃功能)则生,无胃气则死。"食欲正常、纳食馨香,是健康的表现。若食欲不振、纳食不香,则是脾胃虚衰或功能失调的表现。

14.寐寤如常

昼兴夜寐,寐寤与营卫之气的盛衰以及昼夜运行规律密切相关。昼兴夜寐、寐寤如常,是健康的表现。若昼不兴夜不寐,则是营卫虚衰、失调的表现。

（二）精神心理健康的特征

1.精神愉快

良好的精神状态是健康的重要标志,喜悦的情志对健康的保持有着积极的影响。《素问·阴阳应象大论》说:"人有五脏化五气,以生喜怒悲恐忧。"精神情

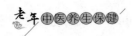

志活动与脏腑气血有着密切联系，情志活动的物质基础是五脏所主的气血。精神愉悦、七情调和，是健康的表现。若精神不振、七情失和，则脏腑失调、气血不足。

2. 记忆良好

良好的记忆力是精神心理健康的重要指标。明代医药学家李时珍《本草纲目》说："脑为元神之府。"《灵枢·海论》说："脑为髓之海。"肾主骨生髓，脾主升清。脑是精髓和神明汇聚之处，记忆力依赖于肾中精气与脾胃气血。记忆力强，是健康的表现。若记忆力减退，则肾之精气虚弱、脾胃气血亏虚。

3. 适应力好

精神心理健康的另一指标在于具有良好的社会适应能力。北宋文学家苏轼《留侯论》说："骤然临之而不惊，无故加之而不怒。"对于社会环境的种种变化，能泰然处之，正确对待，善于自我调节，是健康的表现。若遭遇社会环境的种种变化，不能适应而感到身心疲惫或其他不适，则属脏腑虚衰、气血不足。

4. 道德高尚

道德健康是健康的最高境界。《素问·上古天真论》说："淳德全道。"孔子说："君子坦荡荡，小人长戚戚……大德必得其寿。"个人能够按照社会准则规范自身行为，充满爱心、善心，宽以待人，乐于助人，是健康的表现。

（邓　沂）

第三章　中医养生保健的基本原则

中医养生保健的基本原则，是在中医学、中医养生学理论指导下，既有别于现代预防医学，又不同于中医临床医学，使中医养生保健实践活动有法可依、有章可循的准则。中医养生保健的基本原则分为六节详细介绍。

第一节　天人相应，和调阴阳

"天人相应"是《内经》的基本学术思想，是中医养生保健的精髓。"和调阴阳"是中医学养生保健、治疗疾病、康复功能的总则。

一、天人相应

人与天地自然具有相通、相应的关系，不论四时气候、昼夜晨昏，还是日月运行、地理环境，各种自然变化都会对人体产生一定的影响。

人类自身的生存和发展宜建立在与自然规律协调一致的基础之上。人们若能顺应自然养生保健，人体内外的阴阳即可达到平衡协调，各脏腑的生理活动就能规律有序，身体才能健康；若不能顺应自然，人体内外的阴阳则会失衡，各脏腑的生理活动也会紊乱无序，健康便会受到威胁。

《素问·宝命全形论》说："人以天地之气生，四时之法成。"说明自然界变化与人体变化必须要适应,养生保健者应注意因时养生。王冰《补注黄帝内经素问》说:"故养生者,必谨奉天时也。"他还指出不顺应四时的危害:"不顺四时之和,数犯八风之害与道相失,则天真之气,未期久远而致灭亡。"要达到身体的健康,必须"天人相应",使人体的内环境与自然的外环境相统一。只有内外环境平衡协调,才能保持生理功能正常。如果自然界气候发生异常变化而人体的功能又不能调节适应,人体内外环境的统一性遭到了破坏,便会发生疾病。

二、和调阴阳

中医养生保健从阳阳对立统一、相互依存的观点出发,认为脏腑经络、气血津液等,都必须保持相对稳定和调,才能维持"阴平阳秘"的正常生理状态,从而保证机体的健康。

无论精神情志、生活起居、饮食、运动的调摄,还是药膳、药物、针灸、按摩等的使用,都离不开阴阳和调平衡,"以平为期"的宗旨。

和调阴阳,包括人体内阴阳平衡的和调以及人与自然如昼夜、四时等阴阳平衡的和调。如就四时阴阳平衡的和调而言,精神情志养生春夏要外向、热情,秋冬要内敛、含蓄;起居作息养生春夏宜晚卧早起,秋冬宜早卧晚起;着装养生要求,天热则衣薄,天寒则衣厚;饮食养生春夏多清凉饮食,秋冬多温热饮食;运动养生春夏宜多运动,秋冬宜少运动;等等。像《素问·四气调神大论》即谓"春夏养阳,秋冬养阴"。

第二节 形神共养,养神为先

"形",主要是指脏腑经络、精气血津液、五官九窍、肢体及筋脉皮肉骨等形体和组织器官。"神"有广义和狭义之分,此指狭义之神,主要是指精神、意识、思维和情志活动。

强健的形体是精力充沛、情志畅达的物质保证,而充沛的精神和畅达的情志又是形体强健的必要条件。所以要维护身体的健康,必须同时注意形与神的保养。神对形体起着主导作用,而心主神志,为君主之官,《素问·灵兰秘典论》明确指出:"主明则下安,以此养生则寿……主不明则十二官危……形乃大伤,以此养生则殃……"故说,形神共养,养神为先。

一、形神共养

基于形与神的密切关系，中医养生保健形成了"形神共养"的养生原则。形神共养，即不仅要注意形体的保养，而且还要注意精神情志的摄养，使得形体健壮，精力充沛、情志畅达，二者相辅相成，相得益彰，从而使身体和精神都得到均衡统一的发展。

（一）静以养神

我国历代养生家都十分重视神与人体健康的关系，认为神气清静，可致健康长寿。神有任万物而理万机的作用，常处于易动难静的状态，故清静养神就显得特别重要。《素问·生气通天论》提出"清静则肉腠闭拒，虽有大风苛毒，弗之能害"，元代医学家罗天益《卫生宝鉴》强调"心乱则百病生，心静则万病息"，南朝医药学家陶弘景《养生延命录·教诚篇》则指出"静者寿，躁者亡"。静神养生的方法是多方面的，如修身养性、精神乐观、常练静功等。

（二）动以养形

《吕氏春秋·达郁》强调"形不动则精不流，精不流则气郁"，金代医学家张子和《儒门事亲》指出"惟以血气流通为贵"，东汉医圣张仲景提出"五脏真元畅通，人即安和"。人体适当、适度的劳动、运动，既可锻炼筋骨、强健脏腑，又能畅通经络、和调气血，同时还可培养坚强的意志和勇敢的精神，保持乐观的性格，对强健身体、减少疾病、维护健康、延年益寿十分有益。动以养形的方法多种多样，如劳动、散步、快走、健美操、常练动功等。

张介宾《类经附翼·医易》强调："天下之万理，出于一动一静。"我国古代养生家一直很重视动静适宜、中和养生，主张动静结合、恰到好处。从《内经》的"不妄作劳"，到孙思邈的"养性之道，常欲小劳"，都强调动静适度，只有把形与神、动和静有机结合起来，中和养生，才能符合生命运动的客观规律，有益于强身防病、益寿延年。

二、养神为先

《素问·上古天真论》说："精神内守，病安从来?"《灵枢·天年》说："失神者死，得神者生也。"可见"神"在人的生命活动中所起的重要作用。"得神""守神"，就能维护健康、祛病延年;反之，神伤则病，无神则死。中医养生保健历来主张形神共养、养神为先。如《艺文类聚·养生》即谓"太上养神，其次养形"，孙

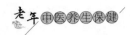

思邈"养生十要"则把"啬神"放在首位。因此,养生保健要以养神为第一要务。

第三节 调养脏腑,首重脾肾

中医学认为具有生命活力的人体是以五脏六腑尤其是五脏为中心的有机整体。脏腑功能协调则身体健康、少生疾病,往往长寿;脏腑功能失调则身体虚衰、经常生病,常常早夭。故养生保健应保持脏腑功能的协调,调养脏腑因此亦是一个重要的养生保健原则。另外,因为脾为后天之本、肾为先天之本,脾肾二脏在生命活动过程中所起的作用特别重要;所以调养脏腑,必须首重脾肾两脏。

一、调养脏腑

脏腑的生理,以"藏""泻"为其特点,其中心、肺、脾、肝、肾五脏以化生和贮藏精、气、血、津液与神为主要生理功能,而胆、胃、大肠、小肠、膀胱、三焦六腑以受盛和传化水谷、排泄糟粕为其生理功能。脏腑之间的协调,即通过相互依赖、相互制约、生克制化的关系来实现。脏腑有生有制,则可保持平衡协调,以保证生理活动的顺利进行。藏、泻得宜,机体才有充足的营养来源,以保证生命活动的正常进行。任何一个环节发生了故障,都会影响整体生命活动而影响健康、引起疾病。

从养生保健而言,调养脏腑是通过一系列科学有效的养生方法来实现的。调养脏腑养生保健的内容大致有两方面:一是强化脏腑的协同作用,以增强机体新陈代谢的活力;二是纠正脏腑的失和偏差,当脏腑之间偶有失和时,及时予以调养,以纠正其偏差。

调养脏腑作为养生保健的基本原则之一,贯彻在各种养生方法之中,如四时养生中强调春养肝脏、夏养心脏、长夏养脾脏、秋养肺脏、冬养肾脏;精神情志养生中强调情志舒畅,避免五志过极伤害五脏;饮食养生中强调五味调和,不可过偏,以免五味伤害五脏等。以上都是遵循调养脏腑这一原则而具体实施的。

二、首重脾肾

养生保健调养脏腑,宜首重调养脾肾两脏。

(一)调养脾胃

中医学认为脾胃为"后天之本",为"气血生化之源"。故人体脏腑经络、形体官窍、精气血津液与神,无不仰仗于脾胃,而脾胃的强弱即关系到人体正气的盛衰、身体的强弱、寿命的长短。脾胃健旺,水谷精微化源充足,气血充足,脏腑功能强盛,形强神旺,身健寿长;脾胃虚弱,水谷精微化源不足,气血亏虚,脏腑功能失常,形弱神衰,身病寿短。现代研究认为,脾胃功能与消化、呼吸、泌尿生殖、神经、循环、免疫等系统,都有密切关系。脾胃是生命之本、健康之本,故金代医学家李东垣《脾胃论》明确指出"内伤脾胃,百病由生"。

调养脾胃是强身健体、延年益寿的重要保障。调养脾胃要求益脾气,养胃阴;节饮食,适寒热;调情志,疏肝脾;常运动,健脾胃;等等。具体如饮食、生活起居、精神情志以及药膳、药物、针灸按摩、传统健身术等,均可获得健运脾胃的效果。

（二）调养肾脏

中医学认为肾为"先天之本"。肾之精气不仅是繁衍后代的生命之源,有促进人体生长发育的作用,亦是维持人体生命活动最重要的基本物质。肾中精气的功能可概括为肾阴、肾阳两个方面,肾阴、肾阳是一身阴阳的根本,肾阴、肾阳的盛衰,直接影响着人的健康与衰老的进程。肾的精气充足,精足则神旺,身体健康,生命力强盛,尽享天年;肾的精气亏少,精少则神惫,体弱多病,生命力衰弱,寿短早夭。现代研究认为,肾脏与性腺、免疫系统、自主神经系统、甲状腺、肾上腺皮质、下视丘等,都有密切关系,当肾的精气虚损时,这些功能都会发生紊乱,继而可导致各种病理变化和早衰。因此明代医学家虞抟《医学正传·医学或问》说:"肾元盛则寿延,肾元衰则寿夭。"张介宾《类经》说:"善养生者,必宝其精,精盈则气盛,气盛则神全,神全则身健,身健则病少,神气坚强,老而益壮,皆本乎精也。"

精不可耗伤,节欲可防止肾精的过分泄漏,保精护肾实为养生健体、防衰抗老的关键环节。中医养生保健诸法之中,如房事有度、行房节欲、气功导引、药物、药膳等,均是节欲、保精以调养肾脏这一养生原则的具体体现。

第四节　畅通经络，和调气血

经络是气血运行的通道。中医学认为只有经络通畅,气血才能营运于全身;只有经络通畅,才能使内外相通、阴阳交贯、脏腑相通,从而养脏腑、生气血、布津液、传糟粕、御精神,以确保生命活动顺利进行,新陈代谢旺盛。所以说,经络通畅、气血和调与生命活动息息相关,畅通经络、和调气血因此成为中医养生保健的重要法则,贯穿于各种养生保健方法之中。

一、畅通经络

《灵枢·经脉》说:"经脉者,所以能决死生,处百病,调虚实,不可不通。"指出经络尤其是经络畅通对人体的重要意义。常言道"通则不痛,痛则不通",是说经络畅通,身体健康无病,不会发生疼痛等病症;而如果经络不通畅、气血不顺畅,脏腑功能就会失常,阴阳就会失衡,就会发生疼痛等病症。《素问·生气通天论》说:"气血以流,腠理以密……长有天命。"强调经络通畅、气血运行流畅对人体健康长寿的重要性。所以中医养生保健历来重视畅通经络。

中医学中独具特色的针刺、艾灸、拔罐、刮痧、按摩、穴位药物贴敷、传统健身功法等,由于其主要作用就在于通过刺激、锻炼经络与穴位,使得经络畅通,气血顺畅,阴阳平衡,脏腑强健,从而达到"阴平阳秘,精神乃治"的健康状态,所以均是常见的畅通经络的养生方法。

二、和调气血

气和血是构成人体和维持人体生命活动的基本物质,故气血失调,气血逆乱,则经络瘀滞甚至闭阻,则会影响健康或引起各种疾病。因此,行气调气、活血化瘀即和调气血,有畅通经络的作用。

和调气血、畅通经络有二法:一是和调气血、调气在先,和调气血是畅通经络、保持健康的重要原则,由于气为血帅,气行则血行、气滞则血瘀,因此调畅气机是和调气血、畅通经络的重点。调畅气机,多以调息即呼吸锻炼为主,如气功诸法,还有导引、健身术等亦是。二是和调气血、化瘀为要,"瘀"即血瘀证,不良体质、亚健康状态与疾病病程中都有可能出现血瘀证,血瘀证既可由血液瘀阻或血液流溢脉外、不能及时排出和消散引起,亦可由气虚、气滞或寒滞经脉所致,而久病亦发血瘀,因此和调气血重在活血化瘀。活血化瘀不仅可以指导养生保健中药物、药膳的应用,而且可指导针刺、艾灸、按摩、拔火罐、刮痧、浴身等的应用。

第五节　扶正祛邪，扶正为主

扶正祛邪既是中医临床的重要治则，亦是中医养生保健的重要原则。

一、正气、邪气及其发病

（一）正气的虚衰是发病的内在原因

中医学在发病上十分重视人体的正气，认为人体发生疾病、引起早衰的根本原因就是机体正气的虚衰，强调正气在发病过程中的主导作用。正气充足，人体阴阳协调、气血充盈、脏腑经络功能正常、卫外固密，病邪难于侵犯人体，疾病则无从发生，或虽有邪气侵犯，正气亦能抗邪外出而免于发病。如《素问·遗篇刺法论》指出"正气存内，邪不可干"，《素问·评热病论》强调"邪之所凑，其气必虚"。因此，中医养生保健非常重视扶助正气。

（二）邪气侵袭是发病的重要条件

中医学一方面强调正气在发病中的主导地位，另一方面也重视邪气侵袭是发病的重要条件，在某些情况下，邪气甚至起主导作用。疠气引发疫疬即是，多种传染病的发生与流行，都是邪气起主导作用所致。像明代医学家吴有性《温疫论》说："此气之来，无论老少强弱，触之者即病。"因此，中医养生保健主张主动采取某些措施，"避其毒气"、"避虚邪以安其正"，以免引起机体邪正失衡、阴阳失调而发病。

二、扶正祛邪，重在扶正

"扶正"，就是扶助正气，即增强体质、提高机体适应环境以及抗邪与康复能力。"祛邪"，就是祛除邪气，即祛除各种致病因素以及消解病邪的侵害、抑制亢奋有余的病理反应。

扶助正气，是强身健体、预防疾病以及治疗疾病、恢复功能的重要原则。中医养生保健特别重视扶助、保养人体正气，正气强，体质强，机体协调内外环境的能力强，能保持内外平衡，达到健康的状态。正气强，体质强，机体抗邪的能力强，能抵御病邪，少有疾病发生。

扶助、保养正气就是保养精、气、神，而从人体生理功能特点来看，保养精、

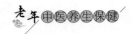

气、神的根本在于护养脾肾两脏。历代医学家和养生家都非常重视护养人体正气。如元代医学家邹铉《寿亲养老新书》将保养人体正气概括为："一者少言语，养内气；二者戒色欲，养精气；三者薄滋味，养血气；四者咽津液，养脏气；五者莫嗔怒，养肝气；六者美饮食，养胃气；七者少思虑，养心气……"此外，保养正气还要顺四时、慎起居，调情志、省言语等，做到不使正气耗伤、气不过用，这些都是保养正气的措施。

第六节 杂合调养，辨证使用

杂合调养、辨证使用，是指由于养生保健的各种方法、技术均具有不同的适应范围和特色优势，因此将这些方法、技术杂合，发挥各自的优势，辨证地用于养生保健的实践之中，可取得最好的效果。

一、杂合调养

杂合调养范围甚广，如药物、药膳、针刺、艾灸、推拿按摩与传统健身功法等中医适宜技术的综合运用，矿泉、空气、日光、泥土、森林、高山、岩洞等自然疗法技术，配合色彩、音乐、花香、冷热物理刺激与磁场光电疗法等现代疗养技术的综合使用等。此外，还包括各种调摄方法，诸如精神情志调摄、饮食调摄、起居调摄、劳逸调摄、服饰调摄、房事调摄、排便调摄以及病后调护等。因此，对养生保健而言，要杂合养生，适应自我。

二、辨证使用

杂合调养的方法、技术虽多，但不是每个人、各个时期，或每个人、各种状况，在养生保健中都要全部采用，而是要因人、因状况选择适合自身需求或状况需要的养生保健方法或技术。

譬如对于老年人来说，由于肌肉力量减退，神经系统反应减慢，同时多数老年人体质较差，因此在运动养生方面，就不宜选择运动强度、运动量大的项目，如长跑、打篮球、登山等运动，而要选择动作缓慢柔和、肌肉协调放松的运动项目，像步行、慢跑、太极拳项目。又如气虚体质的人，抵抗力、免疫力差，易于感冒，养生重在补气，可选择食用山药粥、黄芪蒸鸡、人参枸杞酒等药膳；服用玉屏风颗粒、补中益气丸、参苓白术散等药物；适度运动，避免运动过量，多做内养功、强壮功等静功；多朗诵豪言壮语，将"自信人生二百年，会当水击三千里""吾养吾浩然之气"当作座右铭。

（安玉霞　邓　沂）

中篇

常用方法

第四章　精神情志养生法

───────── 学习目标 ─────────

学习目的：通过对精神情志与人体关系的学习，认识精神情志对人体健康的
　　　　　重要性，掌握精神情志养生的基本方法。

知识要求：掌握调养精神和调摄情志的养生要领及方法。

能力要求：运用精神情志养生的知识，学会日常精神的调养与常见不良情志
　　　　　的初步调摄方法。

精神情志养生，是在中医养生基本观念、基本原则的指导下，通过主动调摄，维护和增强人的精神心理健康，达到形神的高度统一，是用于养生防病、增进健康、延缓衰老的一种养生方法。

中医认为，精神情志是在脏腑气血的基础上产生的，为人体生理活动的表现之一，正常的精神情志可促进人体的健康，而精神情志失调则直接影响脏腑气血的功能，损害健康，引起疾病，减损寿命。目前，由精神因素引起的心身疾患，当代人类社会普遍存在的多发病和流行病，常与精神因素有关。故中医养生保健非常重视精神情志的调摄，精神情志养生也成为中医养生的重要内容。

第一节　调养精神

历代养生家都把调养精神作为养生延寿之大法、防病治病之良方，《淮南子》说："神清志平，百节皆宁，养性之本也；肥肌肤，充肠腹，供嗜欲，养性之末也。"《素问·上古天真论》言："精神内守，病安从来？"说明"养生贵乎养神"，不懂得养神之重要，单靠饮食营养、药物滋补，难以达到健康长寿的目的。

由于人的精神情志活动是在"心神"的主导作用下，脏腑功能活动与外界环境相适应的综合反应。因此，调养精神必然涉及多方面的问题。以下分意志坚

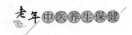

强、思想清净与精神乐观三方面介绍调养精神的具体方法。

一、意志坚强

正确的精神调养，必须要有正确的人生观。只有对生活充满信心，有目标、有追求的人，才能很好地进行道德风貌的修养和精神情志的调摄，更好地促进身心健康。养生，首先要立志。所谓立志，就是要有个人的志向，要树立起生活的信念，对生活充满希望。也就是说，人们要有健康的心理、高尚的理想和道德情操，这是每个人的生活基石和精神支柱。

理想和信念，不仅是青少年健康成才的精神基础，而且更是老年人健康长寿的精神支柱。理想和信念是老年人增强生命活力、延长寿命的"催化剂"，不畏老是健康长寿的精神支柱，产生不畏老精神的重要思想基础就是晚年的理想和追求。老年人既要不畏老，又要不服老，要心胸开阔，情绪稳定，老而志坚，热爱生活，老有所学，老有所为，充实丰富自我，尽量为社会多做贡献，通过"所学""所为"而达到"所乐"，从而使内心感到无愧于一生的快乐，这种思想对健康长寿非常有益。

理想和信念是生活的主宰和战胜疾病的动力。《灵枢·本脏篇》言："志意者，所以御精神，收魂魄，适寒温，和喜怒者也。"就是说意志具有统帅精神、调和情志、御邪防病等作用，意志坚强与否与健康、长寿密切相关。事实证明，信念和意志坚定的人，能较好地调节和控制自己的情绪，保持良好的精神状态。生活实践证实，很多病残者靠自己的信心、意志和努力，主宰了自己的命运，活出了精彩的人生，也为社会做出了可贵的贡献。

二、思想清净

"清净"一般是指思想清净，即心神之静。心神不用、不动固然属静，但动而不妄，用之不过，专而不乱，同样属于"静"。神清气净而无杂念，可达真气、正气内存，心宁神安、精神安定的目的。

养生保健提倡的思想清静就是指思想专一，排除杂念，不见异思迁，不想入非非，思想安定，专心致志地从事自己的工作、学习和生活。

（一）清净是养生之本

调神养生，首在静养。这种思想源于老庄道家学说，后世在内容和方法上不断有所补充和发展。

静养之要在于养心,道、儒、佛、医都有此主张。如《道家养生学概要》云:"儒曰正心,佛曰明心,道曰炼心,要皆参修心学一事……万法唯心,万道唯心。心为人之主宰,亦为精气神之主宰。炼精炼气炼神,均须先自炼心始。"而老子和庄子早就提出了"清静无为"这种保持心灵纯粹、清静不躁的主张;《内经》所谓"恬惔虚无"即指心志的安闲清静。心静则神清,心定则神静,而心神清静,则气血调畅、脏腑安和,因此养心养神为养生之根本。

现代生理学研究证实,人在入静后,生命活动中枢的大脑又回复到人的儿童时代的大脑电波之慢波状态,也就是人的衰老生化指标得到了"逆转"。社会调查发现,若个体经受重大精神挫折、思想打击之后,又未得到良好的心理调摄,多种疾病的发病率都有明显增加。社会实践证实,经常保持思想清静,调神养生,可有效地增强抗病能力,减少疾病的发生,有益于身心健康。

(二)清静养神的方法

"思想清净"养生的方法,具体有三种:

1.少私寡欲

少私,指减少私心杂念;寡欲,是指降低对名利和物质的嗜欲。老子《道德经》主张"见素抱朴,少私寡欲",《素问·上古天真论》指出"是以志闲而少欲,心安而不惧,形劳而不倦,气从以顺,各从其欲,皆得所愿……所以能年皆度百岁而动作不衰"。私心太重,嗜欲不止,欲望太多,若达不到目的,就会产生忧郁、幻想、失望、悲伤、苦闷等不良情绪,进而扰乱清静之神而心神混乱,即导致气机紊乱、引发疾病。若能减少私心、欲望,从实际情况出发,节制对私欲和对名利的奢望,则可减轻不必要的思想负担,使人变得心地坦然、心情舒畅,从而促进身心健康。

少私寡欲应注意两点。一是明确私欲之害,以理收心。如明代李梴《医学入门·保养说》言:"主于理,则人欲消亡而心清神悦,不求静而自静也。"二是正确对待个人得失。如《太上老君养生诀》说:"且夫善摄生者,要先除六害,然后可以保性命延驻百年。何者是也? 一者薄名利,二者禁声色,三者廉货财,四者损滋味,五者除佞妄,六者去妒忌。"六害不除,万物扰心,神岂能清静? 去六害养心神,确为经验之谈。

2.养心敛思

养心,即保养心神;敛思,即专心致志,志向专一,排除杂念,驱逐烦恼。如清代翁藻《医钞类编》说:"养心则神凝,神凝则气聚,气聚则神全,若日逐攘扰烦,神不守舍,则易衰老。"

这种敛思凝神、保持心神清静的养神方法,并非无知、无欲、无理想、无抱负,不是人为地过于压抑思想和毫无精神寄托的闲散空虚,与饱食终日、无所用心的懒汉做法是截然不同的。从养生保健角度而言,神贵凝而恶乱,思贵敛而恶散,因此敛思凝神是保持思想清静的良方。

3.抑目静耳

眼睛与耳朵是接受外界刺激的主要器官,目清耳静,则神气内守而心不劳,若目驰耳躁,则神气烦劳而心忧不宁。老子《道德经》曾说:"五色令人目盲,五音令人耳聋。"

老年人因阅历丰富,思虑易起,故神更是易动而难静,如唐代孙思邈《千金翼方·养老大例》针对这一特点,强调指出:"养老之要,耳无妄听,口无妄言,身无妄动,心无妄念,此皆有益老人也。"

三、精神乐观

精神乐观是人体健康长寿的重要因素之一。《素问·上古天真论》指出:"以恬愉为务,以自得为功,形体不弊,精神不散,亦可以百数。"著名生理学家巴甫洛夫曾说:"愉快可以使你对生命的每一跳动,对于生活的每一印象,都易于感受,无论是躯体和精神上的愉快,都可以使身体发展,身体强健。"精神乐观有益于身心健康,包括性格开朗和情绪乐观。

(一)性格开朗

性格是每个人对客观现实的稳定态度和互动的行为方式,其虽然与人的先天禀赋、胎传(基因)和遗传因素直接相关,但随着后天环境的不同和时间的变化,是可以改变的。人们都有一个使自己的性格适应于自然、社会和自身健康的改造过程。

性格开朗是胸怀宽广、气量豁达所反映出来的一种心理状态。研究证明,人的性格与健康、疾病的关系极为密切。性格开朗、活泼乐观、心理健康者,不易患精神情志病、重病和慢性病,特别是不易患心身疾病,即使患病也较易治愈、容易康复。不良性格可从各方面对人体气机、脏腑尤其是五脏产生危害,此在中医文献中多有记载;现代临床医学不断证明,很多疾病确实与性格因素密切相关,不同性格衍生出的负面情绪是其致病的主要原因。

培养良好的性格,应从大处着眼,从具体事情入手,通过培养自己良好的行为习惯,塑造开朗的性格。首先,要认识到不良性格对身心健康的危害;其次,要树立正确的人生观,正确对待自己和别人,看问题、处理问题要目光远大,心胸开阔,宽以待人,大度处事,不斤斤计较,不钻牛角尖;最后,科学、合理地安排自己的工作、学习和业余生活,丰富生活内容,陶冶性情。

(二)情绪乐观

情绪是现代心理学的概念,和中医学的情志概念相当,指人从事任何活动,对周围事物在态度上引起兴奋或抑制的心理活动。

情绪乐观即情绪快乐,既是人们日常生活的需要,又是人体生理功能和健康长寿的的需要。如《素问·举痛论》云"喜则气和志达,荣(营)卫通利,则气缓(气机缓和)",孔子在《论语》中说"发愤忘食,乐以忘忧,不知老之将至云尔"。可见,乐观的情绪是维护生理功能、舒畅情志、防衰抗老的最好的精神营养。

保持乐观的情绪,首先要培养开朗的性格,因为乐观的情绪与开朗的性格是密切相关的,心胸宽广,精神才能愉快。其次,对于名利和享受,要秉持"知足常乐"的思想,经常体会"比上不足,比下有余"的内涵,这样可使生活和心理得到满足。最后,培养幽默风趣感,幽默的直接效果是可产生笑意。现代研究证明,笑是一种独特的运动方式,它可以调节人体的心理活动,促进生理功能,改善生活环境,使人养成无忧无虑、开朗乐观的性格,让生命充满青春的活力。

第二节　调摄情志

情志,类似于情绪,是人体脏腑生理和精神活动对内、外环境变化产生的正常情志情绪反应,有喜、怒、忧、思、悲、惊、恐七种,故称"七情",可分成喜、怒、悲(忧)、思、恐(惊)五类,或以喜、怒、悲、思、恐为代表,常称"五志"。中医学认为,情志是由五脏之气化生,如心主喜、肝主怒、肺主忧与悲、脾主思、肾主恐与惊,而情志失调则容易损伤脏腑气血,影响健康,引起疾病,甚至缩减寿命。如《素问·阴阳应象大论》云:"人有五脏化五气,以生喜怒悲忧恐。"过极则"怒伤肝""喜伤心""思伤脾""忧与悲伤肺""恐与惊伤肾"。《灵枢·百病始生》曰:"喜怒不节则伤脏,脏伤则病起于阴也。"南朝陶弘景《养生延寿录》指出:"养性之道,莫大忧愁大哀思,此所谓能中和,能中和者必久寿也。"

历代养生家都非常重视情志对健康与长寿的影响,其影响多与情志刺激的程度、时间有关,主张调摄情志、祛病延年。调摄情志的具体方法虽多种多样,

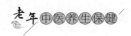

但归纳起来可分为节制法、疏泄法、转移法和情志制约法四类。

一、节制法

节制法，就是通过调和、节制情绪，以防七情过极，从而达到脏腑气血平衡的调摄情志的方法。《吕氏春秋》说："欲有情，情有节，圣人修节以止欲，故不过行其情也。"

（一）遇事戒怒

"怒"是历代养生家最忌讳的一种情志、情绪，它是情志致病的祸首，对人体健康危害极大。怒不仅伤肝脏，还会伤心、伤胃、伤脑，从而导致各种疾病。孙思邈《千金要方》指出："卫生切要知三戒，大怒、大欲、并大醉，三者若还有一焉，须防损失真元气。"清代曹庭栋《老老恒言·戒怒》亦说："人借气以充身，故平日在乎善养。所忌最是怒。怒气一发，则气逆而不顺，窒而不舒，伤我气，即足以伤我身。"说明过怒伤身的严重危害性，故戒怒是养生调摄情志、节制情志的首要内容。

制怒之法，首先是以理制怒，即以理性克服感情上的冲动，在日常工作和生活中，虽遇可怒之事，但想一想其不良后果，就可理智地控制自己过激之情绪，使情绪反应"发之于情"，"止之于理"。其次是提醒制怒，可在自己的床头或案头写上"制怒""息怒""遇事戒怒"等警语，以此作为自己的生活信条，随时提醒自己，也可收到良好效果。最后是怒后反省，每次发怒之后，反思反省，吸取教训，减少之后发怒的次数，逐渐养成遇事不怒的习惯。

（二）宠辱不惊

人世沧桑，诸事纷繁；喜怒哀乐，此起彼伏。老庄提出"宠辱不惊"的处世态度，视荣辱若一，后世遂称得失不动心为宠辱不惊。对于任何重大变故，都要处之泰然，保持稳定的心态，不要超过正常的生理限度。西医学研究也证明，情志刺激与免疫功能之间密切相关，任何过激的情绪刺激都可削弱白细胞的战斗力，减弱人体免疫能力，使人体内防御系统的功能低下而致病。

为了健康长寿，任何情绪的过分激动都是不可取的。要善于自我调节情感，以便养神治身。对外界的事物的刺激，既要有所感受，又要思想安定，七情平和，辨明轻重，保持安和的处世态度和稳定的精神状态。

二、疏泄法

疏泄法,指把积聚、抑郁在心中的不良情志、情绪,通过适当的方式宣泄出来,以尽快恢复人体平衡状态的调摄情志的方法。疏泄法的具体做法可采取直接发泄和疏导宣散两种方式。

(一)直接发泄

直接发泄,即用直接的方法把自己心中的不良情志、情绪发泄出去。譬如当遇到不幸,悲痛万分时,不妨大哭一场;遭逢挫折,心情压抑时,可以通过急促、强烈、粗犷、无拘无束的喊叫、奔跑等方式,将内心的郁积发泄出来,从而使精神、情志状态恢复平衡。

采用本法,必须学会用正当的途径和渠道来发泄和排遣,绝不可采用不理智的冲动性的行为方式。否则,非但无益,反而会带来新的烦恼,引起更严重的不良情绪与情志改变。

(二)疏导宣泄

疏导宣泄,是借助于别人的疏导,将自己闷在心里的郁闷情志、情绪宣泄出来。如扩大社会交往,广交朋友,互相尊重,互相帮助,遇到情志、情绪不佳时,通过与亲人、朋友等的交谈,诉说不满,在别人的帮助下排遣郁闷,解忧消愁,克服不良情绪。研究证明,建立良好的人际关系,缩小"人际关系心理距离",疏导宣泄,是医治不健康心理的良药。

运用本法,需注意选择好倾诉的对象,必须是关心、爱护你的亲朋,或是理解你、为人正直的领导。只有这样,才能畅所欲言,并获得同情和安慰。否则就有可能造成新的状况而使不良情绪加重。

三、转移法

转移法亦称移情法,即通过一定的方法和措施改变人的思想焦点,或改变其周围环境,使其与不良刺激因素脱离接触,从而从情感纠葛中解放出来或转移到另外事物上去的调摄情志的方法。《素问·移情变气论》言:"古之治病,惟其移精变气,可祝由而已。"古代的祝由疗法,实际上就是现代的情志、心理疗法,其本质是转移患者的精神、情志,以起到调整气机、精神内守的作用。转移法具体可采取升华超脱、移情易性和运动移情三种方法。

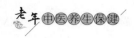

（一）升华超脱

升华，就是用顽强的意志战胜不良情志、情绪的干扰，用理智战胜生活中的不幸，并把理智和情感化作行为的动力，投身于积极的工作和丰富的生活中去，以工作和生活的成绩来冲淡感情上的痛苦，寄托自己的情思。

超脱，即超然，是指思想上把事情看得淡一些，行动上脱离导致不良情绪的环境。在心情不快、痛苦不解时，可以到环境优美的公园或视野开阔的海滨、远山漫步散心，可驱除心中的烦恼，产生豁达明朗的心境。如果条件许可，还可以做短期旅游，把自己置身于绮丽多彩的自然美景之中，可使精神愉快，气机舒畅，忘却忧烦，寄托情怀，美化心灵。

（二）移情易性

移情，即排遣情思，改变内心情绪的指向性。易性，即改易心志，尽快排除内心杂念和抑郁，改变不良的情志、情绪。清代叶天士《临证指南医案》中华岫云言："情志之郁，由于隐情曲意不伸……郁症全在病者能移情易性。"

移情易性是中医调摄情志方法的重要内容之一，其具体方法很多，可根据不同人的情志、环境和条件等，采取不同措施，灵活运用。如《北史·崔光传》说"取乐琴书，颐养神性"，清代吴尚先《理瀹骈文》言"七情之病者，看书解闷，听曲消愁，有胜于服药者矣"，《千金要方》云"弹琴瑟，调心神，和性情，节嗜欲"。古人早就认识到琴棋书画具有影响人的情感、转移情志、陶冶性情的作用。实践证明，情绪不佳时，听听适宜的音乐，观赏一场幽默的相声或喜剧，可使苦闷顿消，精神振奋。如对愤怒者，要疏散其怒气；对悲痛者，要使其脱离产生悲痛的环境与气氛；对屈辱者，要增强其自尊心；对痴情者，要冲淡其思念的缠绵；等等。

（三）运动移情

运动不仅可以增强生命的活力，而且还能改善不良情志、情绪，使人精神愉快。因为运动可以有效地把不良情绪的能量发散出去，调整机体平衡；因此，当自己情绪苦闷、烦恼，或情绪激动与别人争吵时，最好的方法是转移一下注意力，去参加体育锻炼。

运动移情，可通过运动来实现，如打球、散步、登山等，或采用太极拳、太极剑、五禽戏、易筋经等传统的运动健身法。传统的运动健身法主张动中有静、静中有动、动静结合，因而能使形神舒畅、松静自然、心神安合，达到阴阳协调平衡，同时还有一种浩然之气充满天地间之感，一切不良情绪可随之而消。此外，还可以参加适当的体力劳动,用肌肉的紧张去消除精神的紧张。在劳动中付出辛勤的汗水,促进血液循环,活跃生理机能,使人心情愉快,精神饱满。

四、情志制约法

情志制约法即"以情胜情"的调摄情志的方法,具体有五脏情志制约法和阴阳情志制约法两种方法。

(一)五脏情志制约法

五脏情志制约法,即运用情志所属五脏五行相互制约的关系,以调节情志、恢复脏腑气血平衡的调摄情志的方法。《素问·阴阳应象大论》指出:"怒伤肝,悲胜怒……喜伤心,恐胜喜……思伤脾,怒胜思……忧伤肺,喜胜忧……恐伤肾,思胜恐。"这是中医学通过精神因素与形体内脏、情志之间及生理病理上相互影响的辩证关系,根据"以偏救偏"的原理,创立的"以情胜情"的独特的调摄情志的方法。正如明代吴昆《医方考》所言:"情志过极,非药可愈,顺以情胜,《内经》一言,百代宗之,是无形之药也。"金代张子和《儒门事亲》更加具体地指出:"以悲制怒,以怆恻苦楚之言感之;以喜治悲,以谑浪戏狎之言娱之;以恐治喜,以恐惧死亡之言怖之;以怒制思,以污辱欺罔之言触之;以思治恐,以虑彼忘此之言夺之。"以上或逗之以笑,或激之以怒,或惹之以哭,或引之以恐等,因势利导,宣泄积郁之情,畅遂情志,和调气血脏腑。情志既可致病又可治病的理论,在精神情志养生上有特殊意义。

在运用"以情胜情"方法时,要注意情志刺激的总强度应超过或胜过致病的情志因素,或是采用突然的强大刺激,抑或是采用持续不断的强化刺激,总之后者要适当超过前者,否则就难以达到预期的"以情胜情"的目的。

(二)阴阳情志制约法

阴阳情志制约法,即运用情志之间阴阳属性的对立制约关系,以调节情志、恢复脏腑气血平衡的调摄情志的方法。人类的情志活动相当复杂,往往多种情感互相交错,有时很难明确区分其五脏所主及五行属性。然而,情志活动常可用阴阳属性加以区分。《素问·举通论》指出:"怒则气上,喜则气缓,悲则气消,恐则气下……惊则气乱……思则气结。"七情过激引出的气机异常,具有两极倾向的特点。根据阴阳分类,人的多种多样的情志、情绪,皆可配合成对,如喜与悲、喜与怒、怒与恐、惊与思、怒与思、喜乐与忧愁、喜与恶、爱与恨等。同时,性质彼此相反的情志,对人体阴阳气血的影响也正好相反。因而相反的情志之

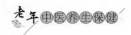

间,可以互相调节控制,使阴阳平衡、脏腑气血复常。喜可胜悲,悲也可胜喜;喜可胜恐,恐也可胜喜;怒可胜恐,恐也可胜怒;等等。总之,应采用使之产生有针对性的情志变化的刺激方法,通过相反的情志变动,以调整人体气机,从而起到调摄情志的作用。

"情志制约法"实际上是一种整体气机的调整方法,我们只要掌握情志对于气机运行影响的特点,采用相应的方法即可,切不可机械刻板、千篇一律地照搬。倘若单纯拘泥于五行相生相克而滥用情志制约法,有可能增加新的不良刺激。因此,只有掌握其精神实质,方法运用得当,才能真正起到调摄情志、精神养生的作用。

（董胡兴）

第五章　饮食药膳养生法

───────── 学习目标 ─────────

学习目的：通过对饮食、药膳养生法的学习，充分认识饮食对人体健康的重要性与药膳养生的特点，掌握饮食养生的常用方法和药膳养生的概况。

知识要求：掌握"饮食有节、食温适度""合理搭配、调和食性"的养生方法；熟悉"进食保健、食后养生"的养生方法，以及药膳的概念与特点。

能力要求：运用饮食养生的方法，指导日常合理饮食；能针对性地制定适宜养生的食谱；通过实践，初步掌握药膳的常用制作技术。

　　饮食药膳养生法，是在中医学及其养生保健理论、原则的指导下，通过合理地摄取饮食，将食物或是食物与药物配伍制成具有养生作用的特殊膳食，用于养生保健，进而维护健康、延年益寿的一种养生方法。

　　饮食药膳养生法，包括饮食养生与药膳养生两方面。

第一节　饮食养生

　　饮食是供给机体营养物质的源泉，是维持人体生长发育，完成各种生理功能，保证生命生存的不可缺少的条件。饮食养生，就是按照中医及其养生保健的理论、原则，利用食物的性能特点，合理地摄取食物，以达到强身健体、预防疾病、增进健康、延年益寿目的的养生方法。

知识链接

饮食营养的主要作用

饮食营养对人体非常重要,其对于养生保健主要有三方面的作用:

1. 营养身形,维持生命　饮食通过脾胃的作用,化生为水谷精微,转化为精气血等营养。身形得其营养,脏腑才能维持正常的生理活动,人体才能维持正常的生命活动。

2. 强健身体,预防疾病　合理地摄取食物,机体有充足的营养供给,可使精气血充足,脏腑功能旺盛,身体才会强健。由此抵御致病因素的力量增强,可有效预防疾病。

3. 防衰抗老,益寿延年　精生于先天,而养与后天,精藏于肾而养脏腑,精足则肾气盛,肾之精气盛则体健而神旺。补肾益精为抗衰、益寿的关键。进食时,有意识地选用具补精益气、滋肾强身功效的食品,有抗衰延年的功效。

由于饮食营养为人体生理功能、生命活动所必需,而饮食不当会损伤脾胃,不仅易于引起脾胃病、胃肠病,而且因为脾胃的损伤常会引起正气不足、体质下降,进而影响健康、减损寿命;所以,饮食养生是中医养生保健的重要内容,具体包括以下三方面:

一、饮食有节,食温适度

(一)饮食有节

《内经》明确指出养生保健要"食饮有节",世界卫生组织提倡的适当节制饮食是最为简便易行的养生之道。

"节",有节制、节律等含义。因此"饮食有节",一是饮食有节制,不可过饱过饥,即饮食定量;二是饮食有节律,按时进食,即饮食定时。

1. 饮食定量

(1)饮食定量,适度饮食:饮食定量、适度饮食,则脾胃能够承受,不致损伤脾胃,可确保脾胃受纳、运化功能正常,提高对摄取食物的消化、吸收能力,使水谷精微、气血营养化生旺盛,身体健康;亦无营养缺乏或过剩之忧,可减少营养不良和肥胖，乃至于动脉硬化、冠心病、脂肪肝、糖尿病等的发生，生命绵长。如《吕氏春秋》说"凡食之道，无饥无饱"，《管子》亦说"饮食节……则身利寿命益……饮食不节……则形累而寿命损"。

（2）适度饮食，八分为好：根据现今普通人群普遍的静态活动较多，老年人代谢减慢、营养需求减少等实际，以及当代吃动平衡养生保健的要求，各类人群包括老年人尤其要注意饮食不可过饱，饮食量以八分为好。像养生保健箴言中有许多内容即与饮食定量、八分为好有关，如"饭吃八分饱，到老胃肠好"，"吃得少，胃肠好，寿命长"，"每顿省一口，活到九十九"，等等。

2.饮食定时

（1）饮食定时，规律进食：饮食定时指进食宜有较为固定的时间。按照固定的时间有规律地进食，可保脾胃受纳运化、胃肠消化吸收作用有节律地进行。饮食定时、规律进食，脾、胃、肠等脏腑协调配合、有张有弛，饮食营养在体内才能有条不紊地被消化、吸收并输布于全身，才能确保身体健康。如果食无定时，或忍饥不食，或零食不离口，打乱脏腑消化、吸收的正常规律，则会使脾胃失调，精气血营养化生无源，损害健康。如早在《尚书》中就有"食哉惟时"的说法，孙思邈《千金要方》亦说"饮食以时，饥饱得中"。

（2）早中晚饭，宜好饱少：饮食定时、定量是保护脾胃肠受纳运化、消化吸收功能强盛的养生方法，也是饮食养生的重要原则之一。如清代曹庭栋《老老恒言》指出："《内经》曰：'日中而阳气隆，日西而阳气虚。'故早饭可饱，午后即宜食少，至晚更必空虚。"一日之内随着昼夜变化而人体阴阳气血盛衰各有不同，即白昼阳盛阴衰，气血充沛，精力旺盛，新陈代谢强盛，需要的营养供给较多，故饮食量宜大；夜晚阳衰阴盛，气血虚亏，神疲乏力，新陈代谢虚弱，人们要安卧入寝，需要的营养供给较少，故饮食量略小。所以自古以来就有"早饭宜好，中饭宜饱，晚饭宜少"的养生箴言。一般来说，早中晚三餐占全天饮食量的25%～30%、40%、30%～35%，或是早中晚三餐比例为3：4：3。

（二）食温适度

食温即食物的温度。食温适度是指饮食的温度应该适宜人体的温度。具体包括以下两方面：

1.寒温适宜，阴阳和调

食温寒温适宜，既无太热亦无太凉，不会影响、破坏机体的阴阳平衡，可确

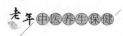

保身体阴阳和调。

(1)寒温适宜,脾胃和调:饮食寒温适度,阴阳平和,才能为脾胃纳运水谷提供必要的条件,由此才能确保机体营养充沛,有利于养生保健、健康长寿。

宋代陈直《寿亲养老书》指出:"饮食太冷热,皆伤(脾胃)阴阳之和。"临床观察,饮食过冷,极易损伤脾胃,造成胃肠血管收缩、消化腺分泌减少,久之引起脾胃肠功能紊乱,或发生营养不良,或发生胃肠炎。

(2)寒温适度,脏腑和调:饮食养生之所以要强调寒温适宜,是因为寒温不当除了易于损伤脾胃阴阳和调而影响脾胃运化、水谷营养生成外,也有可能伤害其他脏腑。如《灵枢·邪气脏腑病形》云"形寒寒饮则伤肺",宋代严用和《济生方》说"多食炙煿,过饮热酒,致胸壅滞,热毒之气,不得宣泄,咽喉为之病焉"。

临床观察,饮食过热,像吃冒着热气的面条、馅料热乎的汤包、滚烫的火锅等极易损伤咽喉、食管,反复损伤、修复,就会引起黏膜变化,进一步发展变成肿瘤。

2.热无灼灼,寒无沧沧

《灵枢·师传》指出:"食饮者,热无灼灼,寒无沧沧。寒温中适,故气将持,乃不至邪僻也。"孙思邈《千金翼方·养性》注曰:"热无灼唇,冷无冰齿。"即进食热的食物,以不感觉烫唇舌为宜;进食冷的食物,以不感觉冰牙齿为度。

二、合理搭配,调和食性

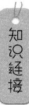

药性、食性与养生保健

中医学使用食材、药材养生保健与治疗疾病、恢复功能,讲究药材或食材的四气五味、升降沉浮、归经和毒性(食物无毒性)等药性或食性。

1.四气:指药材或食材的寒、热、温、凉四种性质。

2.五味:指药材或食材的酸、苦、甘、辛、咸五种味道。

3.升降沉浮:指药材或食材对人体气机或升浮或降沉的不同趋向作用。

4.归经:归有归属的含义,经指经络。归经即药材或食材对人体脏腑、经络的特殊亲和作用。

5.毒性:一般指药物的寒热温凉、升降沉浮等偏性,亦指对人体有毒副作用的药物。食物对人体无毒性。

《素问·脏气法时论》指出："五谷为养，五果为助，五畜为益，五菜为充，气味合而服之，以补益精气。"是说人们的日常饮食，通过谷物粮食（五谷）的保养，干鲜果品（五果）的助养，动物食物（五畜）的益养，蔬菜（五菜）的充养，同时要"寒、热、温、凉"四气（性质）与"酸、苦、甘、辛、咸"五味（味道）合和之后再来食用。如此，才能补益人体的精气血营养，达到维持生命活动以及增强体质、减少疾病、延年益寿的养生目的。

（一）食物种类，齐全恰当

《内经》中"五谷为养，五果为助，五畜为益，五菜为充"是说粮食、果品、动物食物、蔬菜等为食物的主要组成部分，这样食物种类品种齐全。而其中又以粮食为主食，蔬菜、动物食物为副食，果品为补充，这样食物种类比例恰当。中医学"食物种类，齐全恰当"与当前世界卫生组织提倡的"健康四大基石""合理膳食"的精神是一致的，人们应该注意遵守。

1. 营养学对"谷果肉菜"的认识

（1）对谷物粮食的认识：营养学认为，谷物粮食是含碳水化合物（糖类）最多的食物，是供给机体热量的最主要来源，也是植物蛋白质、B族维生素的重要来源，还有一定量的膳食纤维和维生素E。

我国传统上将食物划分为主食与副食两类，并形成以谷物粮食为主食的食物结构。"五谷为养"在中国传统食物结构中的具体体现是：以主食为主，注意粗细粮的合理搭配。

（2）对干鲜果品的认识：营养学认为，干鲜果品中含有人体所需的糖类、维生素、矿物质、膳食纤维等营养成分，有一些人体必需的营养成分还是其独有而其他食物所缺乏的，有不可替代性。

"五果为助"在中国传统食物结构中的具体体现是：在以粮食为主食、蔬菜和动物食物为副食的基础上，适当地食用一些果品，从中吸收微量元素和维生素。但食用果品不可过量，每次食用量要少，并且要经常更换不同的果品，做到量少而品种多。

（3）对动物食物的认识：营养学认为，畜、禽、鱼、蛋、奶等动物性食物，不仅含有丰富的蛋白质、脂肪、无机盐和维生素，而且蛋白质的质量高，属优质蛋白质。

我国传统饮食结构中将动物性食物划归副食范畴。"五畜为益"在中国传统食物结构中的具体体现是：在以粮食为主食、蔬菜为副食的基础上，适当地食用一些动物性食物，能使人的精血充盈、形体强壮、体能充沛。但一定要防止过食动物食物,不能超过人体需要量。人体需要量与热能消耗量密切相关,动物食物的补益要达到供给与热能消耗的平衡。

(4)对蔬菜的认识:营养学认为,蔬菜主要给人体提供丰富的维生素、膳食纤维和多种矿物质。谷物粮食短缺的年代,蔬菜能起到充饥的作用。但当今社会,中青年女性为了减肥,老年人为了健康长寿,食用蔬菜比重过大,甚至以蔬菜为主食,并且少吃谷物粮食,不吃动物食物,往往会造成人体热能不足、营养不良。

我国传统食物结构中将蔬菜划归副食范畴。"五菜为充"在中国传统饮食结构中的具体体现是:以谷物粮食为主,蔬菜为辅,就可以充实人体的胃腑,产生饱腹感,消除饥饿感。从营养学角度讲,此结构基本能够满足人们生存的需要,但对人们的体格和体能还是有影响的,当人体热能消耗量较大时,这种影响就比较明显。

2.《膳食指南》及"少食肥甘"

(1)《膳食指南》与"膳食宝塔":2016年5月原国家卫生和计划生育委员会发布《中国居民膳食指南(2016)》与《中国居民平衡膳食宝塔(2016)》(见图5-1)。新版即第四版《中国居民膳食指南》与《中国居民平衡膳食宝塔》,除提出"吃动平衡,健康体重""杜绝浪费,兴新食尚"等新观念之外,重点在1997年第二版、2007年第三版的基础上,针对一般健康人群提出诸多核心推荐:食物多样,谷类为主;多吃蔬果、奶类、大豆;适量吃鱼、禽、蛋、瘦肉;少盐少油,控

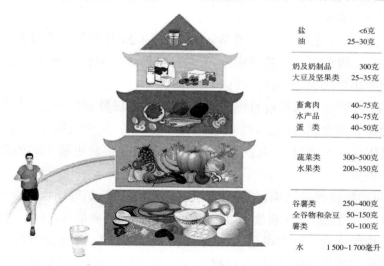

盐	<6克
油	25~30克
奶及奶制品	300克
大豆及坚果类	25~35克
畜禽肉	40~75克
水产品	40~75克
蛋 类	40~50克
蔬菜类	300~500克
水果类	200~350克
谷薯类	250~400克
全谷物和杂豆	50~150克
薯类	50~100克
水	1 500~1 700毫升

图5-1 中国居民平衡膳食宝塔(2016)(图片来源于中国营养学会)

糖限酒,内容全面、细致,与《内经》的要求、中国传统的饮食习惯基本一致。

知识链接

《中国居民膳食指南》与《中国居民平衡膳食宝塔》

第一版《我国的膳食指南》:1989 年由中国营养学会制定并发布了《我国的膳食指南》,共八条,即食物要多样,饥饱要适当,油脂要适量,粗细要搭配,食盐要限量,甜食要少吃,饮酒要节制,三餐要合理。

第二版《中国居民膳食指南》:1997 年受卫生部委托,由中国营养学会与中国预防医学科学院制定并发布了《中国居民膳食指南》,同时首次发布《中国居民平衡膳食宝塔》。与第一版膳食指南相比,新指南强调"常吃奶类、豆类或其制品",以弥补我国居民膳食钙摄入严重不足的缺陷。

第三版《中国居民膳食指南》:2007 年受卫生部委托,由中国营养学会修订、卫生部发布第三版《中国居民膳食指南》和《中国居民平衡膳食宝塔》。与第二版比较,新指南增加了每天足量饮水,合理选择饮料,强调了加强身体活动、减少烹饪用油和合理选择零食等内容;新的膳食宝塔增加了饮水和身体活动的图像,还在膳食宝塔第五层增加了食盐的摄入限量。

---

(2)少食肥甘,素食为主:一般人日常饮食应少食肥甘食物,以素食为主。

1)少食肥甘、素食为主,与传统、健康的膳食结构一致。《素问》的《生气通天论》《奇病论》《通评虚实论》指出,"高粱(膏粱)之变,足生大丁(即疮疡肿毒)","肥者令人内热,甘者令人中满,故其气上溢,转为消渴(类似于 2 型糖尿病)","消瘅(如 2 型糖尿病),仆击(如脑卒中),偏枯(半身不遂)……肥贵人则高粱之疾病也"。提示日常饮食要少食肥甘、膏粱等厚味,以免损伤脾胃,引起痰湿内盛、内热偏盛,进而易发疮疡肿毒、形体肥胖以及其他各种病患。

2)少食肥甘、素食为主,贴合当前社会、临床的实际。近二三十年来,伴随着中国经济腾飞、个人收入增长,中国人的饮食结构也发生了巨大的变化,特别是科学的传统饮食习惯逐渐被丢弃,这是中国人迅速肥胖,代谢性疾病、心脑血管疾病、胃肠等消化系统疾病高发的重要原因。大量调查证实,现在中国大部分人群的肉类、奶类的食用量在增加,高油、高糖、高脂的食物吃得越来越多。相应地在疾病谱上也有很大的变化,不但胃肠病高发,同时以前发病率很低的心脑血管疾病、代谢性疾病近年来一直在逐年增加,这些疾病不仅是新的疾病谱中排名在前的疾病,同时这些疾病还会影响我们的生存质量和寿命。

3)少食肥甘、素食为主,有益于养生康复、延年益寿。少食肥甘,即少食肥腻油脂类的动物食物、少食甘甜的食物。素食为主,绝不是"素食主义者",尤其不是"严格素食主义者",具体要求是减少肉食、保证蔬果、增加豆制品与奶制品、稳定粮食。食物种类齐全恰当,少食肥甘、素食为主,既能保证食物搭配合理,使人体得到各种不同的营养,以满足生命活动的需要,又能防治胃肠病、促进胃肠病康复,预防"三高"("四高")、亚健康状态、心脑血管疾病,促进心脑血管疾病康复。因此,对确保身体健康,促进疾病康复、延年益寿,十分有益。

(二)食物性味,合而食之

1.食物"气味合而服之"的含义

《素问·脏气法时论》中的"五谷为养,五果为助,五畜为益,五菜为充",说的是食物的种类齐全和比例恰当,这只是人们日常食物外在的要求,而其后的"气味合而服之"即"食物性味,合而食之"才是《内经》补益精气、饮食养生的精髓。

"气味合而服之","气"指四气,即食物的性质;"味"指五味,即食物的味道。"合而服之",是说要以食物的性质与味道为依据进行谷肉果菜食物的"合",达到身体"中和"的状态,即合理搭配,勿使偏盛,如此才能补益人体的精气,达到维护生命健康以及养生保健、延年益寿的养生目的。

2.食物"四气五味"与健康的关系

中医学养生保健以及治疗疾病、康复功能讲究药性、食性,即食物、药物的"四气五味"是食性、药性的重要内容。

(1)"四气"与健康的关系:以下举寒性、凉性类食物、药物,介绍食性、药性与健康的关系:

寒性、凉性类药物、食物均属阴,两者性质相近,有着程度轻重的差别,即寒为凉之甚、凉为寒之渐。药物如黄连、大黄,食物像西瓜、荞麦,大多具有生津解渴、清热泻火、解毒消炎等作用,适用于春夏季节气候炎热所致发热、汗多、口渴,或阳热偏盛体质出现身热烦躁、大便干结,以及急性热病、热毒疮疡、炎症等病症。例如,西瓜性寒,能清热祛暑、除烦解渴,有"寒瓜"的别称和"天生白虎汤"的美称,可用于中暑病的防治;绿豆性寒,能清热解毒,可治疮疡热毒。若属神疲乏力、肢凉怕冷、胃凉便稀、舌淡苔白的阳虚内寒体质的人,应该忌寒凉性食物。

(2)"五味"与健康的关系:以下举酸味类食物、药物,介绍食味、药味与健康的关系:

药物如白芍、石榴皮,食物像山楂、柠檬,入肝脏,具有收涩功能,并能增进食欲、健脾开胃、增强肝脏等功能,适宜久泄、久咳、多汗、尿频、遗精与食欲不振、肝病等病症。如石榴皮能涩肠止泻,山楂能健脾开胃,五味子能增强肝脏功能。过量使用会导致脾胃气虚。

三、进食保健,食后养生

(一)进食保健

进食阶段的保健关系到饮食营养能否更好地被人体消化吸收,对维护健康、养生保健、延年益寿非常重要,故应予以足够重视。

1. 进食宜缓

进食宜缓是指进食时应该细嚼慢咽、从容缓和。

细嚼慢咽,如清代沈子复《养病庸言》说:"不论粥饭点心,皆宜嚼得极细咽下。"如此,既有利于脾胃肠功能的正常发挥,食物易被消化吸收,又能稳定情绪,避免急食暴食,保护肠胃、脾胃。

从容缓和,即缓食。缓食则食下易化,急食则会骤然加重肠胃负担,还容易发生噎、呛、咳等意外,因此应当予以足够重视。

2. 食宜专心

食宜专心是指人们在吃饭时应该专心致志、一心一意地进食。

进食专心致志,既可品尝、享受食物的美味,又有助于消化和吸收,更能有意识地使主食、蔬菜、肉食等食品合理搭配,提高营养效果。正如《论语·乡党》所谓"食不语",即进食时,应该将头脑中的各种琐事尽量抛开,把注意力集中到饮食上来,一心一意地进食。

自古以来,人们早已认识到食宜专致,专心进食有利于消化吸收的道理。倘若进食时,头脑中仍然思绪万千,一心二用,甚至一心多用,没有把注意力集中在饮食上,心不在"食",那么,不会激起人们的食欲,纳食不香,自然影响消化

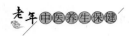

吸收,不符合饮食养生的要求。

3.进食宜乐

古有"食后不可便怒,怒后不可便食"之说。因此,在进食前后,均应注意保持愉快的情绪,力戒忧愁恼怒,以避免其危害人体健康。

人的情绪好坏直接影响食欲,影响消化吸收。愉快的情绪可使食欲大增,脾胃、胃肠的消化吸收功能旺盛。这就是《内经》所谓"土得木而达"和"肝主疏泄、帮助消化"的意思。反之,情绪不好,忧愁恼怒,则会影响食欲,影响消化吸收,导致胃肠、脾胃功能紊乱。

进食宜乐应注意三点:一是进食过程中不谈令人不愉快的事情;二是进食的环境要宁静、整洁;三是进食时聆听轻快、优美的音乐,能放松精神、愉悦心志,有助于消化、吸收。

(二)食后养生

孙思邈在《千金翼方》中指出:"平旦点心饭后,以热手摩腹,出门庭五六十步,消息之。"比较全面地阐述了进食之后的养生保健。食后养生宜常做以下三种调理:

1.食后摩腹

进食之后,取坐位或仰卧位,搓热双手,两手重叠置于腹部,先用掌心绕脐沿顺时针方向由小圈到大圈转摩20~30次,再逆时针方向由大圈到小圈绕脐转摩20~30次。

食后摩腹不仅可以促进胃肠蠕动,而且还能增进腹腔及其胃肠道血液循环,所以可防止胃肠消化功能失调,辅助治疗消化不良、胃肠功能紊乱、慢性胃肠炎等胃肠疾病。

2.食后散步

进食之后,不宜不活动,也不宜活动过量。食后宜做一些从容和缓的活动,如散步以及慢走或擦擦桌子、扫扫地、洗碗等家务劳动,有益于健康。

食后即卧会影响胃肠、脾胃功能,使饮食停滞,食后急行又会使血液流于四肢而影响脾胃、胃肠消化吸收功能。如养生箴言有云"饱食勿硬卧""食饱不得急行""饭后百步走,活到九十九",孙思邈《摄养枕中方》则明确指出"食止行数百步,大益人"。

3.食后漱口

食后漱口时,先将少量茶水或盐水含入口内,紧闭嘴唇,上下牙自然张开,鼓起腮帮,使液体通过牙间隙区。再鼓动两颊及唇部,舌头自然摆动,使溶液能在口腔内充分接触牙面、牙龈及口腔黏膜表面。利用水的冲击力反复冲洗口腔,然后吐出。

进食之后,口腔内容易残留一些食物残渣,若不及时清除,存留过久往往会引起口臭,或发生龋齿、牙周病。食后经常漱口可使口腔保持清洁、牙齿坚固,并能有效防止口臭、龋齿、牙周病等口腔疾病。如东汉张仲景《金匮要略》中即有"食毕当漱口数过,令牙齿不败口香"之说。

第二节 药膳养生

一、药膳的概念与特点

(一)食疗药膳的基本概念

1. 药膳与药膳学

(1)药膳的概念:药膳是在中医学理论指导下,由食物或食物与药物相配伍构成,采用传统制作工艺或现代加工技术,制成的一种既能果腹、满足人们对美味食品享受的要求,同时又有养生、治疗、康复作用,美味可口,色、香、味、形俱佳的特殊膳食。简而言之,药膳是色、香、味、形、效俱佳的特殊膳食。

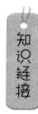

药膳的概念内涵

药膳的概念内涵有四点:一是药膳必须在中医理论指导下组方和应用;二是其由食物与药物两部分配伍组成;三是其制法既可是传统制作工艺,亦可是现代加工技术;四是其是特殊膳食。

(2)药膳学的概念:药膳学是在中医理论指导下,研究药膳的起源发展、概念特点、基本理论,以及药膳在养生保健、治疗疾病、康复功能方面的应用与开发的一门学科,是中医学的一个分支学科。

药膳学是一门古老而年轻的学科,随着现代社会"回归自然""绿色疗法"的兴起,预示着包括药膳学在内的中医文化、中医药膳将得到国内外的普遍认同与应用,中医学、中医药膳学将为提高人类的健康水平与生活质量做出更大的贡献。

2.药膳与食疗

(1)药膳与食疗的概念:

1)药膳:即含有药物,具有养生、治疗、康复作用的特殊膳食。最早见于《后汉书·列女传》,历代提及较少。

2)食疗:是指以膳食作为手段以防病治病的手段。《内经》《伤寒杂病论》中即有食疗的提法与应用,对后世影响最大的当是孙思邈的《千金要方》,历代提及较多。

(2)药膳与食疗的异同:药膳的内涵较小,由药物与食物两部分组成。食疗的内涵较大,包括食用药膳在内的所有膳食,即食疗所用材料既可单独由食物制成,又可以食物为基础,加上适当药物制成。一般情况下药膳与食疗两者可以相互替代。

历代食疗所涉及的膳食主要是药膳,即药膳学的学术范畴基本涵盖了古代食疗的全部内容,因此一般称为"中医药膳"或"中医药膳学"。

(二)药膳的特点

中医药膳的特点,可概括为以下三方面:

1.注重整体,强调辨证施膳

中医药膳学是中医学的一个分支学科,因此中医学的"整体观念""辨证施治"特点即药膳学的"注重整体""辨证施膳"特点。

(1)注重整体:中医学认为,人体是一个统一的、不可分割的有机整体,机体与自然环境之间也是协调统一的,疾病的发生与发展是人体机体整体性阴阳失调、邪正斗争及其人与自然失衡的结果。

人体患病不仅是人本身的问题,而且与自然环境也有密切的关系;人体得病即便是"局部"病变,也往往与机体整体失调有关联。所以,临床防病治病,无论是使用药剂,还是应用药膳,都必须注重整体的调节。

(2)辨证施膳:辨证施治是中医学的另一重要特点,是中医理论在临床实践中的具体运用。因此辨证施治原则同样适用于药膳,此即称为"辨证施膳"。

如高血压病,中医将其归为"眩晕""头痛"的范畴,常分为肝火旺盛、阴虚阳亢、痰湿内盛、阴阳两虚等型。用药膳调理高血压病,如肝火旺盛型可用芹汁蜂蜜茶(载于《家庭医学》),阴虚阳亢型可用杞菊猪肝汤(《黄帝内经养生智慧解密》),痰湿内盛型可用健美减肥茶(《福建成药》),阴阳两虚型可用锁阳炒虾仁(《精编 1 000 种养生药膳》)。

视频 5-1　杞菊猪肝汤一

2.防治兼宜,重在保养脾胃

(1)防治兼宜:药膳能培养机体正气、提高抗病能力、减少疾病发生、促进发育、益寿延年,因此预防疾病和健身养生的效果显著。如中老年慢性支气管炎患者经常食用黄芪粥(《圣济总录》)能益气固卫,有增强机体抗病能力、减少疾病复发的保健功效。

视频 5-2　杞菊猪肝汤二

临床上药膳常用于慢性病的辅助治疗或疾病的康复。如肺结核肺肾阴虚证在中西药物治疗的同时,可食用冰糖燕窝羹(《滋补中药保健食谱》)、百合地黄粥(《百病饮食自疗》),可改善结核中毒的症状;中风恢复期食用复合黄芪粥(《金匮要略》)、地龙桃花饼(《常见病的饮食疗法》),可促进偏瘫肢体机能的康复。

(2)保养脾胃:脾胃为"气血生化之源",是"后天之本",因此防治疾病必须保养脾胃。

药膳是特殊膳食品,常在其中加用消导、温中、理气和芳香化浊的药、食,以增进纳运,避免"呆胃",同时色香味形俱佳,能激发食欲,为胃所喜,所以食疗药膳的最大特点是能够保养脾胃。

3.良药可口,老人儿童尤宜

(1)良药可口:中药丸、散、膏、丹等剂型及汤剂,苦涩,有异味。而药膳属药食结合的特殊膳食,多以食物为主,虽然加了少量药材,但是因为注意了性味的选择,摒弃了"辛酸苦劣"之品,同时经过与食物的搭配及精细的烹调或现代技术加工,所以能够制成可口的膳食。正如中医学家张锡纯所说:药膳"病人服之,不但疗疾,并可充饥,不但充饥,更感适口"。

(2)老少尤宜:老年人在生理上常有脾胃功能衰弱不足,同时常常多病缠身,长期服用多种药物。儿童在生理上多是脾胃发育尚未健全,同时饮食不能自调,往往存在脾胃功能损伤或不足。因此,老年人、儿童皆厌恶中药异味而难以长期坚持服药。但药膳为药食结合的特殊膳食,属美味佳肴,为胃之所喜,所以"良药可口,老人儿童尤宜"。

（三）药膳的分类

药膳常按其功效作用和制作方法进行分类：

1. 按功效作用分类

药膳一般可分成养生保健类、治疗疾病类与康复功能类三类。

（1）养生保健类药膳：主要适用于体质虚弱之人或亚健康人群。具体又可分为强身、健美、美容、增智与益寿等药膳。

（2）治疗疾病类和康复功能类药膳：主要适用于慢性病的治疗或辅助治疗，以及疾病的功能康复。具体又可分为解表散邪、泻下通便、温里祛寒、清热解毒、祛风胜湿、利水消肿、消食化滞、理气、止咳平喘、理血、平肝潜阳、滋养补益等药膳。

2. 按制作方法分类

药膳一般可分成传统制作类与现代技术类两类。

（1）传统制作类药膳：一般可分成菜肴、粥饭、面点、茶饮、酒剂、果品糖果、膏方与汤羹等八类药膳。

（2）现代技术类药膳：现代技术加工药膳，种类很多，同时新品不断，如饼干、糖果、罐头、饮料、精汁等。

二、药膳的制作技术

以下简要介绍养生保健等调理中常用的菜肴、药粥、药茶、药酒、膏方等传统药膳的制作技术：

（一）菜肴类药膳制作技术

菜肴类药膳，指由动物肉、禽蛋、水产品及蔬菜等食材与药材、调料烹调加工而成的凉菜与热菜，尤其是热菜类药膳是药膳的主要品种。

制作热菜类药膳的主要烹调技术有炖、焖、煨、煮、烧、扒、蒸、烩、炒、爆、熘、炸等法。以下具体介绍炖法、蒸法：

1. 炖法

炖法主要有直接炖和隔水炖，以下介绍其中的直接炖法：

直接炖法，是指将经过焯水等处理后的食物原料与药材（药包或药汁）同置于锅内，放入清水或汤汁，再放入调味料，盖好锅盖，先旺火加热至沸，再用小火长时间加热，炖至原料熟透酥烂的加工方法。如雪花鸡汤（《高原中草药治疗手册》）、砂仁炖鲫鱼（《饮膳正要》）等。

2.蒸法

蒸法指以蒸汽为导热体,用中大火加热的烹调方法,主要有清蒸、旱蒸与粉蒸等法,以下介绍其中的清蒸:

视频5-3 砂仁炖鲫鱼一

清蒸,指将食品原料与药包或药汁放入容器中,加汤汁和调料,上笼屉蒸熟的烹调方法。如清蒸泥鳅(《古方饮食疗法》)、灵芝蒸甲鱼(《中国药膳大全》)等。

视频5-4 砂仁炖鲫鱼二

(二)药粥类药膳制作技术

药粥属粥饭类药膳之一,指由药材与谷米煮制的稀粥。其制作简单易行、疗效确切,是药膳中有特色的品种。

1.谷米与药物同煮法

一般是将准备好的谷米与药物同置锅内,加适量清水,用旺火煮沸,再改用中小火煮至米粒膨开、粥汤黏稠适中即可。如党参茯苓粥(《圣济总录》)、枸杞羊肾粥(《饮膳正要》)等。

视频5-5 枸杞羊肾粥一

2.谷米与药物分制法

一般先将谷米煮至膨胀,再加入经过前期加工处理的药物,与其同煮至药味析出、原料酥烂、粥汤黏稠时即成。如黄芪粥(《冷庐医话》)、补虚正气粥(《圣济总录》)等。

视频5-6 枸杞羊肾粥二

(三)药茶类药膳制作技术

药茶属茶饮类药膳之一,指含有茶叶或不含茶叶的食物与药物经干燥或经粉碎混合制成的粗末制品;或加入黏合剂制成的块状制品。药茶常无须煎煮,用时用沸水冲沏,即可像日常饮茶一样频频饮服,故称药茶,又称代茶饮。其具有取材容易、使用方便、节省原料、减少开支等优点,是传统药膳之中深受民众喜爱的种类之一。

1.粗末茶

将药茶方的各味切小或制粗末,分剂包装;家庭制法则按药茶方要求,将茶叶等与药材(市售食物与药材已经过干燥、切制)一同放入茶杯中,用时用沸水冲沏代茶饮服。如清气化痰茶(《本草纲目》)、玫瑰三泡台(《甘肃药膳集锦》)、桑叶菊花茶（《常见病的饮食疗法》）等，前两者为含茶叶的药茶，后者为不含茶叶的药茶。另外，粗末茶制成后用滤纸或纱布分装成3～6g的小袋，用时沸水冲饮，即袋泡药茶。

2. 块状茶

将药茶方的各味研成粗粉，加入黏合剂（如稀面粉，或将方中无挥发成分的食物与药材浓煎成膏后做黏合剂），揉成团块，再制成小方块形或长方块形，亦可制成饼状，干后分块包装。如午时茶（《拔萃良方》）、神曲茶（《全国中药成药处方集》）等。

视频 5-7 玫瑰三泡台

（四）药酒类药膳制作技术

药酒属酒剂类药膳之一，即将食物、药材用酒浸渍制成的液体，在传统制法中也有加入食物、药材酿造制成的药酒。其具有使用加减灵活、配制简单、适应面广、药效易于发挥、起效迅速、作用确实、能够长期保存、携带方便、使用便捷以及内服外用皆宜、费用低廉、乐于接受等优点，是传统药膳之中深受民众喜爱的种类之一。

以下介绍其中的浸渍药酒制作技术：

1. 冷浸药酒制作

用酒直接浸渍食物、药材，无须加热。适用于有效成分容易浸出的单味或味数不多的药酒，以及含有挥发性成分的药酒的制作。如养生酒（《惠直堂经验方》）、景天强力酒[《茶饮与药酒方集萃（第2版）》]等。

2. 热浸药酒制作

用酒直接浸渍食物、药材，需经加热。适用于味数较多的药酒，以及用冷浸法有效成分不易浸出的药酒的制作。如八珍酒（《万病回春》）、白花蛇酒（《本草纲目》）等。

视频 5-8 景天强力酒

（五）膏方类药膳制作技术

膏方，又叫煎膏、蜜膏、膏滋，是将食物或药材一起经煎煮、浓缩，加糖、蜂蜜或胶类制成的半流体状的流膏。其是一种需由医师处方、药师制作，并且主要用于不良体质调补、亚健康状态、慢性病调治与疾病功能康复的极富特色、民众又十分喜爱的特殊药

视频 5-9 养生秋梨膏

膳品种。如龟鹿二仙膏(《医便》)、养生秋梨膏(《医学从众录》)等。

膏方的制作技术分浸泡饮片、煎煮药汁、浓缩清膏、收膏成型与存放储存等步骤,以下介绍其中的浓缩清膏、收膏成型两个关键技术:

1.浓缩清膏

将反复煎煮、过滤后的药汁置于锅内,加入另炖或另煎取汁的参茸类等贵重药材即细料的药液(也可在收膏时加入),一起大火煮沸后,改用小火,不断搅拌至药液呈稠糊状,使其浓缩,此即清膏。清膏浓缩成功的标准,是取少许药汁滴在能吸水的纸上,以不渗水为度。

2.收膏成型

在清膏中加入炼糖、炼蜜或已炖(或蒸)至烊化的阿胶、鹿角胶、龟板胶、鳖甲胶等药胶,放在小火上慢慢熬炼,不断用木铲或搅棒搅拌,直至能"挂旗"或"滴水成珠",及时加入另炖或另煎取汁的细料药液或研成极细粉末的细料粉末,充分搅拌,熄火停煮,即成膏滋。收膏成型成功的标准,是"挂旗"或"滴水成珠"。

三、药膳的应用

以下举例介绍药膳技术在老年人群养生保健中的应用:

(一)强身养生药膳

强身养生药膳,具有强身增力功效,适用于体质素虚或病后体虚之人以及某些亚健康人群的调理。此类药膳常通过益气、补血、温阳、滋阴而达到强身健体、养生保健的调理作用。

1.补气药膳

如选用人参、粳米等制成的人参粳米粥(《常见病食疗食补大全》)等。

2.补血药膳

如选用枸杞子、红枣、猪肝等制成的杞菊猪肝汤(《黄帝内经养生智慧解密》)等。

3.补阳药膳

如选用杜仲、猪肾等制成的杜仲炒腰花(《华夏药膳保健顾问》)等。

视频 5-10　杜仲炒腰花一

4.补阴药膳

如选用麦冬、百合、秋梨、冰糖等制成的养生秋梨膏(《医学从众录》)等。

5.补气血药膳

如选用糯米、薏米、莲子、红枣、桂圆肉、枸杞子、核桃仁、青梅丝等制成的八宝饭（《甘肃药膳集锦》）等。

视频 5－11　杜仲炒腰花二

（二）益寿养生药膳

益寿养生药膳具有延年益寿功效，适用于年老体弱者的调理。此类药膳常通过补气、补血、补脾、补肾等而达到健康长寿的目的。

中医文献中称为"长寿、益寿、延寿、寿世"的方药多有益寿的功效，如选用生地黄、党参、茯苓、蜂蜜等制成的琼玉膏（《瑞竹汤经验方》），选用人参、山药、枸杞子、白酒等制成的长生固本酒（《寿世保元》），选用黄芪、人参、粳米等制成的补虚正气粥（《圣济总录》）等。

（邓　沂）

第六章　生活起居养生法

生活起居养生，主要指对日常生活进行科学、合理的安排，以达到祛病强身、益寿延年目的的养生方法。

生活起居养生，从广义上来讲，包含的内容很多，如衣食住行、站立坐卧、苦乐劳逸等，本章只介绍其中的作息、着装、房事、二便养生的基本方法。

第一节　作息规律

作息规律主要是指个体在起居作息和日常生活的相关各方面要有一定的规律，并合乎自然界的变化和人体的生理常度。古代养生家认为，人们的健康状况好坏、寿命长短与能否合理安排生活起居作息有着密切的关系，如《素问·上古天真论》即谓："食饮有节，起居有常，不妄作劳，故能形与神俱，而尽终其天年，度百岁乃去。"可见，自古以来，我国人民就非常重视生活起居作息对人体的保健作用。作息规律具体包括起居有常、劳逸适度两方面。

一、起居有常

（一）起居有常的保健作用

起居，包括生活作息的各个方面；有常，是指有一定的规律，并合乎常度。

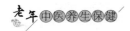

《素问·生气通天论》说:"起居如惊,神气乃浮。"清代张隐庵《黄帝内经素问集注》云:"起居有常,养其神也;不妄作劳,养其精也。夫神气去,形独居,人乃死。能调养其神气,故能与形俱存,而尽终其天年。"说明起居有常是调养神气的重要法则。人们若能起居有常,合理作息,就能保养神气,使人体精力充沛,生命力旺盛。反之,若起居无常,不能合乎自然规律和人体常度而随意作息,天长日久则神气衰败,就会出现精神萎靡,生命力衰退。

西医学认为,规律的生活作息能使大脑皮质在机体内的调节活动形成有节律的条件反射,促进人体生理活动有规律地正常进行。例如,如果养成了定时定量的进食习惯,到了吃饭时间,胃液就会大量分泌,产生饥饿感而摄入一定量的食物,可以达到最大的消化吸收效果;如果养成了良好的睡眠习惯,到了睡觉时间,大脑就自然进入抑制状态,可保睡眠深沉,使大脑和人体得到最充分的休息。培养规律生活习惯的最好措施是主动地安排合理的生活作息制度,做到每日定时起床、定时睡眠、定时用餐、定时工作学习、定时锻炼身体、定时排解大便等。

《内经》告诫人们,如果"起居无节",将"半百而衰",东晋葛洪在《抱朴子·极言》中也指出:"定息失时,伤也。"生活规律破坏,起居失调,则精神紊乱,脏腑功能受损,身体各组织器官都可产生疾病。特别是年老体弱者,生活作息失常对身体的影响更为明显。现代研究资料表明,在同年龄组里,退休工人比在职工人发病率高三倍之多。

(二)遵循合理的作息制度

1. 一日作息

《素问·生气通天论》曰:"阳气者,一日而主外,平旦人气生,日中而阳气隆,日西而阳气已虚,气门乃闭。"指出一日之内阳气随昼夜晨昏的变化而消长,人生活在自然界中,与之息息相关。因此,人们的起卧作息只有与自然界阴阳消长的变化规律相适应,才能有益于健康。人们应在白昼阳气隆盛之时从事日常活动,而到夜晚阳气敛藏的时候安卧休息,也就是古人所说的"日出而作,日落而息",这样可以起到保持阴阳运动平衡协调的作用。早晨按时起床,"不欲起晚,不欲多睡"(《抱朴子·极言》)。老年人起床后不可过早出户,恐寒邪伤身。清代喻嘉言《医门法律》说:"每至日西,身中阳气之门乃闭,即当加意谨护,勿反开之。"午前应当多接受阳光,以助人身阳气;午后应静而少动,使阳气收藏,阴气饱满。清代尤乘《寿世青编》有"十二时无病法",讲的就是一天十二时辰的养生方法,内容丰富,可参照行之。

2.四时作息

一年之中,四时的阴阳消长,对人体的影响尤为明显。因此,唐代孙思邈的《千金要方·养性序》说:"善摄生者卧起有四时之早晚,兴居有至和之常制。"即根据季节变化和个人的具体情况制定出符合生理需要的作息制度,并养成按时作息的习惯,使人体的生理功能保持在稳定平衡的良好状态中,这就是起居有常的真谛所在。《素问·四气调神大论》根据季节变化制定了与之相适应的作息制度,指出:春季宜晚睡早起,外出散步,以应升发之气;夏季宜晚睡早起,无厌于日,适当参加户外活动,以应长养之气;秋季宜早睡早起,与鸡俱兴,和春夏季节之早起比较宜稍稍迟点起床,以应收敛之气;冬季宜早睡晚起,必待日光,起床或外出时间最好在太阳出来之后,以应潜藏之气。

二、劳逸适度

(一)劳逸适度的保健作用

劳动、劳作,是人类赖以生存并改造自然的必要活动之一。安逸,则是恢复或增强机体生理机能的休息过程。形体过劳或过逸都会损伤身心健康。这里所说的"劳",不仅是指劳动、劳作,还包括一定内容的形体锻炼,如打球、跑步、打太极拳等运动锻炼。

实验证明,疲劳能降低生物的抗病能力,易受病菌的侵袭。给疲劳的和未疲劳的猴子等量细菌,结果疲劳的猴子被感染上病,未疲劳的猴子都安然无恙。中医学即将"劳倦内伤"作为一类重要的病因。故《内经》主张"形劳而不倦",后代养生学家如华佗、孙思邈、王焘等提出"常欲小劳",都是讲劳动要适度。过度疲倦会损害人体,过度安逸亦可致病。明代张宇初《正统道藏》引存山子言:"凡身体不可太逸,太逸则血气不畅,最易生疾。"在日常生活中,如果不参加劳动和体育锻炼,饱食终日,无所用心,就会引起气血运行不畅,筋骨痿弱,脾胃消化机能衰退,身体软弱无力,抵抗力下降,从而可发生多种疾病。故古人主张劳逸亦需"中和",有度有节。

(二)劳逸适度的保健方法

1.劳而勿伤

《素问·宣明五气篇》曰:"久视伤血,久卧伤气,久坐伤肉,久立伤骨,久行伤筋,是谓五劳所伤。"其中"久视伤血,久立伤骨,久行伤筋"即属劳之太过,这里的"久"字即过度之义。为了防止劳作之伤,《千金要方·养性序》提出劳而不伤的具体方法是:"养生之方,唾不及远,行不疾走,耳不极听,坐不久处,立不至疲,卧不至懵……不欲甚劳,不欲甚逸,不欲流汗,不欲多唾,不欲奔车走马,不欲极目远望……"这是因为劳作过度会伤气耗血,故掌握劳作适度对健康长寿是非常重要的。

2.逸勿太过

过劳伤人,过度安逸同样可致病。尤其老年人绝不能因年龄大而不参加轻微的劳动或适当的运动锻炼。"用进废退",越不劳动,其体力丧失得越快,故老年人应经常参加一些力所能及的劳作或适当的运动锻炼。实践证明,绝大多数长寿老人一生都未脱离过体力劳动和脑力劳动。

第二节　着装适体

服装是人们日常生活中最基本的要求之一,是人类在长期生活生产中逐渐发明的,既是人类文明的体现,又是人们御寒防暑、保护身体、防止外伤和疾病的物品。中医养生着装的原则是既要舒适得体,又要顺应四时。具体包括制装要求、着装适体、顺应四时和增减宜忌四方面。

一、制装要求

制装,选择衣料,需参考衣料的质地、色泽、保温、透气以及吸湿和散湿等方面。

（一）服装的质地

夏装和内衣要选择轻而柔软的衣料,穿在身上有清爽的感觉,若贴身穿粗糙硬挺衣料的衣服,不但不舒服,而且皮肤易于摩擦受伤。

（二）服装的色泽

衣料颜色不同,对热的吸收和反射的强度也不相同。一般来说,衣服颜色越深,反射性越差,吸热性越强;颜色越淡,反射性越强,吸热性越差。夏天宜穿浅色服装,以反射辐射热;冬天宜穿深色衣服,以利吸收辐射热。另外,衣着的颜色与人的情志调节和喜好有直接关系。

（三）服装的保温

衣料的导热性越低,其保暖性越好。实验证明,在 15℃时,麻纱衣料散热量约为 60％，而毛织品不到 20％，故麻纱类以作为夏季衣料为宜，毛织品宜制成冬装，氯纶、醋酯纤维和腈纶等导热性也较低，也是保温性良好的纺织材料。此外，织物越厚，单位时间内散发的热量越少，保暖性能越好。

（四）服装的透气

冬季外衣衣料的透气性应较小，以保证衣服具有良好的防风性能，从而起到保温作用。夏季衣料应具有较好的透气性，有利于体内散热。

（五）吸湿和散湿

夏装、冬装的内衣，除了注意透气外，还要注意选择吸湿、散湿性能良好的衣料，这样有利于吸收汗液和蒸发湿气。

二、着装适体

衣着款式合体，既能增添美感，又能使人感觉舒适，从而起到养生保健的效果。如《老老恒言·衣》曰："惟长短宽窄，期于适体。"

（一）着装禁过窄

一般而言，着装不宜窄衣紧裤，因窄紧衣服会妨碍气血运行，影响身体发育和成长。对老年人而言，紧身衣服还会引起行动不便。有些人喜欢穿紧身衣服以体现曲线美，但一定要注意穿的时间不宜过长，上街的时候穿，到家里则应该脱下，换上宽松一点的衣服，以缓解紧身衣裤造成的疲劳。

（二）着装忌过宽

衣着过于肥大、襟袖过长，则不利于保暖，也不便于活动。特别是老年人与体虚多病者，衣着过于宽大，衣不着身，易中风寒；对于某些专业人员，工作时衣着过于宽大，还是不安全因素，容易造成事故。

三、顺应四时

我国大部分地区四季比较分明，故着装应符合季节变化的特点。

（一）春秋着装

春秋季节气候温和，衣料的选择范围较广。由于春季多风，秋季偏燥，故制装时选择透气性和吸湿性适中的衣料更佳。化学纤维纺织品的透气性和吸湿性都低于棉织品，而高于丝织品，最适宜做春秋季节的衣料，并且具有耐磨、挺括、色泽鲜艳的优点。有些化纤品对人体还有一定的医疗作用，如氯纶纤维制成的衣服,其导电性能差,穿在身上与皮肤摩擦,会产生并蓄积相当量的静电,此静电对人体的关节可起到轻度的、类似电疗的作用。不过由于化学纤维在生产过程中掺入了一些其他物质,有时会对皮肤产生一些不良刺激,如果注意勤换衣服,则可避免这种现象。

(二)夏季着装

夏季气候炎热,故夏季服装以轻、薄、柔软、色浅为好,应有良好的透气性、吸湿性和散湿性,以帮助人体散热排汗。吸湿性能差或里面过于光滑的衣料,汗液就不能被及时吸收并蒸发掉,人就会汗流浃背,感到闷热不适。故夏季服装最好选用人造丝、真丝、亚麻和棉针织品。夏季尽管阳热炽盛,但仍须着衣以护胸背。《老老恒言·衣》说:"夏虽极热时,必着葛布短半臂,以护其胸背。"就是说,人们至少要穿着背心短袖衫之类,这对体弱者和老年人更为重要。

(三)冬季着装

冬季气候寒冷,服装要达到防寒保温的效果,宜选择保温性良好、质地厚和透气性差的深色衣料。随着生活水平不断提高,人们逐步用羽绒、丝棉、人造毛等来代替棉花,既松软轻便,保温效果又好。此外,帽子、鞋袜、围巾等,也要求根据四时特点合理选用。

四、增减宜忌

衣服应随四季与天气变化而增减、穿脱。

(一)随四季增减

由于四季气候各有一定的特点,因此,衣服要根据四季气候特点而有增有减。《老老恒言·燕居》说:"春冰未消,下体宁过于暖,上体无妨略减,所以养阳之生气。"孙思邈《孙真人卫生歌》云:"春寒莫著绵衣薄,夏热汗多需换著。秋令觉冷渐加添,莫待病久才服药。"说的是春季阴寒未尽,阳气渐生,要注意保暖,早春宜减衣不减裤,以助阳气的升发。夏季阳热炽盛,出汗较多,衣宜勤换。秋季气候转凉,亦要注意加衣,但要避免一次加衣过多。民间有"春捂秋冻"之说,即春季宁稍暖,秋季可稍凉。元代丘处机《摄生消息论·春季摄生消息论》说,"春季天气寒暄不一,不可顿去棉衣。老人气弱骨疏体怯,风冷易伤腠理,时备夹衣,温暖易之。一重减一重,不可暴去",冬季"宜寒甚方加棉衣,以渐加厚,不得一顿便多,唯无寒而已"。

（二）随天气穿脱

明代张宇初《彭祖摄生养性论》说，"先寒而后衣，先热而后解"，即指衣服应根据天气变化及时穿脱。衣服随天气变化穿脱时切不可急穿急脱，忽冷忽热。《老老恒言·燕居》说："绵衣不顿加，少暖又须暂脱。"古人还认识到穿衣不宜过暖过寒，否则反倒容易受邪致病。因为衣服过暖或过寒，则机体缺乏耐受风寒、风热的能力，从而使抗邪防病之力减弱。至于老人和身体虚弱的人，由于对寒热的耐受性较差，所以又当尽量注意慎于穿脱，以免受风寒暑湿侵袭。

此外，出汗之后，穿脱衣服尤宜注意如下两点：一是大汗之时忌当风脱衣，这是因为大汗之时，人体腠理开泄，汗孔开放，骤然脱衣，易受风寒之邪侵袭而致病；二是汗湿之衣勿得久穿，因为汗后湿衣不易干，伤害人体阳气，汗后腠理虚开，汗湿滞留肌肤，易产生风寒湿痹之类的病变。

第三节　房事有度

房事，又称房室，指性生活。性生活是人类的一种本能，是人类生活的重要内容之一。房事有度，即性生活要遵守一定的法度，也就是根据人体的生理特点和生命的规律，采取有节制的健康性行为，以防病保健，提高生活质量，从而达到健康长寿的目的。房事有度是重要的养生原则和方法，具体包括行房节欲和房事禁忌两方面。

一、行房节欲

"节欲保精"是中医养生的基本要点之一。古今中外，对性主要有禁欲、纵欲和节欲三种观点和流派。前二者走向极端，是不足取的；而"节欲"则是辩证地提出性生活的节制、适度，于健康长寿有着重要的意义。正如古人所言："房中之事，能生人，能煞人，譬如水火，知用者，可以养生；不能用之者，立可尸矣。"这告诫世人，房事应该有所节制。

（一）行房节欲的保健作用

行房节欲保精是抗衰防老的重要内容，这在古医籍里随处可见，如《素问·上古天真论》说："以欲竭其精，以耗散其真……故半百而衰也。"南朝陶弘景《养性延命录》载："壮而声色有节者，强而寿。"东汉张仲景《金匮要略》云："房室勿令竭乏……不遗形体有衰，病则无由入其腠理。"肾藏精，为先天之本，肾精充

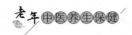

足,五脏六腑皆旺,抗病能力强,身体强壮,则健康长寿。反之,肾精匮乏,则五脏衰虚,多病早夭。节欲保精对于中老年人群尤为重要。《千金要方·房中补益》说:"四十已上,常固精养气不耗,可以不老。"从国内外长寿老人的调查情况来看,其大多对性生活有严格而规律的节制,说明节欲保精对健康长寿有积极意义。

中医学历来认为房事不节、劳倦内伤是致病的重要原因。《史记·仓公传》载病例25个,其中病因于"内",即房劳者有8例之多。因为失精过度,或不懂方法,违反禁忌,必然耗伤精气,正气虚损,致使百病丛生。证之临床,房事过度的人常常出现腰膝酸软、头晕耳鸣、健忘乏力、面色晦暗、小便频数,男子阳痿、遗精、滑精,女子月经不调、宫冷带下等症状。西医学研究认为,精液中含有大量的前列腺素、蛋白质、锌等重要物质。过频的房事生活会丢失大量与性命有关的重要元素,促使身体多个系统、多个器官发生病理变化而加速衰老。另外,精子和性激素是睾丸产生的,失精过度,可使脑垂体前叶功能降低,同时加重睾丸的负担,并可因"反馈作用"抑制脑垂体前叶的分泌,导致睾丸萎缩,从而加速衰老的进程。这充分说明"纵欲催人老,房劳促短命"的传统观点是有一定道理的。

(二)行房节欲的保健方法

1.行房适度

房事不可无,亦不可滥,贵在适度。度主要指房事生活的频率,一般而言,正常行房的次数应随着年龄增长而逐渐减少,但"度"不是一个绝对概念。如《素女经》认为:"人年二十者,四日一泄;年三十者,八日一泄;年四十者,十六日一泄;年五十者,二十一日一泄;年六十者,即当闭精,勿复更泄也。若体力犹壮者,一月一泄。凡人气力自相有强盛过人者,亦不可抑忍;久而不泄,致痈疽。若年过六十,而有数旬不得交接,意中平平者,可闭精勿泄也。"西医学认为,行房次数并没有一个统一标准和规定的限制,宜根据性生活的个体差异,加上年龄、体质、职业等不同情况,灵活掌握,区别对待。行房适度一般以第二天不感到疲劳、身心舒适、精神愉快、生活工作效率高为原则。如果出现腰酸背痛、疲乏无力、生活工作效率低,说明纵欲过度,应当调整节制。对于青壮年来说,房事生活一定要节制,不可放纵;对于老年人,更应以少为佳。

2.提倡独宿

古代养生家将独宿作为节制房事、养生保健的重要措施。孙思邈《千金翼方》引用彭祖的话："上士别床,中士异被,服药百裹,不如独卧。"其在《孙真人养生铭》也提到："秋冬固阳事,独卧是守真。"古人认为,独卧则心神安定,耳目不染,易于控制情欲,有利于房事保健,故民间亦有"中年异被,老年异床"之说法。老年纵欲者,多致病患缠身,很少有长寿者,所以明代赵献可《寡欲论》要求老年人"急远房帏,绝嗜欲"。有些人患慢性疾病康复期间,也宜适当采用独卧养生之法,戒房事,养精血,以期早日康复。

二、房事禁忌

中医养生非常重视房事禁忌。即在某些情况下要禁止房事,若犯禁忌,则可损害健康,引起很多疾病。

男女房事,讲究"人和",即选择双方状态俱佳时行房。人的生理状态会受情志变化、疾病状况、生活习惯等方面的直接影响,女性还有胎、产、经、育等生理特点,如果不考虑这些因素,在某些特定的情况下行房,会带来不良后果。

（一）酒后酒醉禁房事

酒属辛热之品,有升散的功效,对性兴奋有一定的促进作用,故有"酒是色媒人"之说。饮酒过量甚至醉酒后切勿行房,更不能用酒刺激性欲,不然会带来很多危害。如《素问·上古天真论》云："以酒为浆,以妄为常,醉以入房,以欲竭其精,以耗散其真,不知持满,不知御神,务快其心,逆于生乐,起居无节,故半百而衰也。"元代李鹏飞《三元延寿参赞书》亦说："大醉入房,气竭肝伤。丈夫则精液衰少,阳萎不起;女子则月事衰微,恶血淹留。"可见,醉酒入房害处无穷。现代研究认为,由于乙醇可损害精细胞和卵细胞,经常饮酒或醉酒入房对后代也有很大影响。

（二）七情劳伤禁房事

当人的情志发生剧烈变化时,常使气机失常,脏腑功能失调,在这种情况下不应借房事求得心理平衡,否则不仅易引起自身疾病,青壮年人群如果受孕还可影响胎儿的生长、发育。另外,劳倦过度宜及时休息调理,及早恢复生理平衡,若又以房事耗精血,必使整个机体脏腑虚损,造成种种病变。《千金要方·房中补益》指出："人有所怒,气血未定,因以交合,令人发痈疽……远行疲乏来入房,为五劳虚损,少子。"只有在男女双方精神愉快、体力充沛的状态下,性生活才能完美和谐,才能无碍于身心健康。

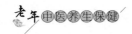

（三）患病期间禁房事

患病期间，人体正气全力以赴与邪气做斗争，若病中行房，必然损伤正气，加重病情，导致不良后果。如实践证明，患结膜炎未愈时，切忌行房，否则易致视神经萎缩，会引起失明。有些慢性病患者，如结核病、肝脏病、肾脏病等慢性病患者，房事过度可促使旧病复发或恶化。故病情较重、体质又弱者，应严格禁欲。

疾病康复阶段，精虚气弱，元气未复，急需静心休养。若此时行房耗精，会使正气更难复原，轻者旧疾复发，重者甚或丧命。《千金要方·伤寒劳复》指出："病新差，未满百日，气力未平复，而以房室者，略无不死……近者有一士大夫，小得伤寒，差已十余日，能乘马行来，自谓平复，以房室，即小腹急痛，手足拘挛而死。"说明了病后房事的严重危害。

第四节　二便通畅

大小二便是人体排除代谢废物的主要形式。二便正常与否，直接影响到人体脏腑气机的运行。所以，养成良好的二便卫生习惯，对健康长寿具有重要意义。

一、大便通畅

（一）大便通畅的意义

大便排泄的正常与否反映的是机体脏腑功能是否正常，脾胃之气是否健旺。保持大便通畅，是保证人体健康长寿的重要内容。大便经常秘结不畅，可致浊气上扰，气机逆乱，脏腑功能失调，产生或诱发多种疾病，如头痛、牙痛、肛门直肠疾患、肠癌、冠心病、高血压病、脑血管意外等都与便秘有关。如汉代王充《论衡》说"欲得长生，肠中常清；欲得不死，肠中无滓"，元代医家朱丹溪《格致余论》言"五味入口，即入于胃，留毒不散，积聚既久，致伤冲和，诸病生焉"。

（二）保持大便通畅的方法

保持大便通畅的方法很多，具体要做到以下四点：

1. 固定时间排便

在相对固定的时间内排便，有助于养成良好的排便习惯，可建立良好的条件反射,因此有利于便意的正常产生,能促进大便通畅。有些人由于生活、工作紧张,或早晨时间紧迫,即使有了便意,也不得不忍着。忍便不排,致使排便反射受到抑制,排便机制发生紊乱,积便在肠内的感觉会变得迟钝起来,久而久之则可发生便秘。

2. 顺其自然排便

《老老恒言》在论述排便时说:"养生之过,惟贵自然。"要做到有便不强忍,无便不强挣。"强忍"和"强挣"都易损伤人体正气,引起痔疮等疾病。从西医学观点分析,忍便不解则使粪便部分毒素被肠黏膜吸收,危害机体。排便时,强挣努责,会过度增高腹内压,导致血压上升,特别对患有高血压病、冠心病、动脉硬化的患者不利,容易诱发脑中风、心肌梗死等疾病。另外,由于腹内压增高,痔静脉充血,还容易引起痔疮、肛瘘等疾病。

3. 运动、按摩通便

运动、按摩可以起到疏畅气血、增强肠胃消化排泄功能、加强大小肠的蠕动、通畅大便的作用。平常可选用传统保健功法锻炼,如太极拳、气功导引养生功、腹部按摩保健法等。介绍一种简便有效的按摩保健操,能有效预防、缓解便秘。先将两手掌互相摩擦生热,把左手掌放在右手背上,右手掌放在上腹部心窝处,先由左向右旋转按摩 15 次,再由右向左旋转 15 次;依上法在肚脐部左右各旋转按摩 15 次;然后在下腹部依上法,左右旋转按摩 15 次。做完上、中、下腹部的按摩之后,再从心窝部向下推至耻骨联合处,可做 20 次左右。本法一般多在晚上上床睡觉后和早晨起床前进行,其他空余时间亦可进行。

4. 饮食调摄通便

饮食与大便通畅有密切关系。随着人们生活水平的提高,肉类食物、精制食品越来越多,这些食品不利于胃肠的蠕动,易造成便秘。因此,我们在日常生活中,应该饮食多样化,以五谷杂粮为主食,蔬菜水果为副食,肉蛋类为补充食品,多素少荤,粗细结合,做到饮食平衡。由于蔬菜水果中含有大量膳食纤维,可刺激肠壁使之蠕动加快,因此尤其应注意多食蔬菜水果。

二、小便清利

（一）小便清利的意义

小便虽是水液代谢后排出的糟粕,却与肺、脾、肾、膀胱等脏腑的关系密切,尤其与肾脏的关系特别密切。五脏为人体生命活动的基础,肾脏是人体生命活

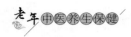

动的根基,是"先天之本",所以小便排泄的正常与否反映了机体脏腑功能是否正常,肾气是否健旺。保持小便清洁、通利,是保证健康长寿的重要内容。历代养生家都十分重视小便卫生,如宋代苏东坡《养生杂记》说"要长生,小便清;要长活,小便洁",《老老恒言》亦说"小便惟取通利"。

(二)小便清利的方法

保持小便清洁、通利,是保证健康长寿的重要措施,具体方法有以下两点:

1. 饮食调摄

对于保证小便清利,《老老恒言》中提出了重在饮食调摄的四个要点:"食少化速,则清浊易分,一也;薄滋味,无黏腻,则渗泄不滞,二也;食久然后饮,胃空虚则水不归脾,气达膀胱,三也;且饮必待渴,乘微燥以清化源,则水以济火,下输倍捷,四也。所谓通调水道,如是而已。如是犹不通调,则为病。然病能如是通调,亦以渐而愈。"由此可见,正确调摄饮食,做到少食、素食、食久后饮、渴而才饮等,是保证小便清利的重要方法。

2. 导引按摩

导引按摩对于小便通利很有益处,以下介绍两种方法:

(1)端坐摩腰:取端坐位,两手置于背后,上下推搓 30～50 次,上至背部,下至骶尾,以腰背部发热为佳,可在晚上就寝时和早晨起床时进行练习。此法有强腰壮肾之功,有助于通调水道、小便清利。

(2)仰卧摩腹:取仰卧位,调匀呼吸,将掌搓热,置于下腹部,先推摩下腹部两侧,再推下腹部中央,各做 30 次。动作要由轻渐重,力量要和缓均匀。练习时间可在早晚。此法有益气、增强膀胱功能的功效,对尿闭、排尿困难等病症,亦有一定的预防和辅助治疗作用。

(董胡兴)

第七章　运动养生法

────── 学习目标 ──────

学习目的:通过对传统健身术的学习,认识运动锻炼对于增进人体健康的重要作用,掌握运动养生的常用方法。

知识要求:了解运动养生的作用机制,熟悉运动养生的应用原则,掌握运动养生的常用方法。

能力要求:运用运动养生法的基本要领和应用原则,指导进行适宜的运动,初步掌握常用传统健身术的练功方法。

运动养生法,又称传统健身术、传统健身功法,是指运用传统运动健身方式进行锻炼,即通过活动形体、调节气息、静心宁神,畅达经络、疏通气血、和调脏腑,以达到增强体质、益寿延年目的的养生方法。

早在几千年以前,运动健身就已经被作为养生、防病治病的重要手段之一而广为流传,受到人们的普遍喜爱和重视。

第一节　运动养生的作用与原则

一、运动养生的作用机制

早在战国时期的《吕氏春秋》即曰:"流水不腐,户枢不蠹。动也。"明代高濂《遵生八笺》指出:"运体以却病,体活则病离。"法国哲学家伏尔泰曾说:"生命在于运动。"医学家蒂斯亦谓:"世界上的一切药物都无法代替运动的良好作用。"这些话比喻、揭示人的运动是保持机体生命活力旺盛的基础,预防、治疗疾病的主要方法,说明、表明运动与维护健康、养生保健、预防疾病、治疗疾病、延年益寿密切相关。

以下从中医学的观点、西医学的观点两方面介绍运动养生的作用机制：

（一）中医学的观点

中医学将精、气、神称为人体"三宝"，认为其与生命活动息息相关，与养生保健密不可分。运动养生紧紧抓住了这三个环节，调心以养神，强化心主神的功能，使神气健旺，行心主生命的作用；以意领气，调息以练气，使气行推动血行，使气血周流全身；以气导形，调形以充精，即通过形体、肢体的运动，使周身经络畅通，精气充养整个机体。由此达到形神兼备、百脉流畅、内外相和、脏腑协调、阴平阳秘的状态，从而促进机体健康。所以，运动锻炼有强体防病、维护健康、延年益寿的保健价值。

（二）西医学的观点

西医学研究证明，人们经常且适度地运动锻炼，对机体有五大作用：一是促进血液循环，改善大脑的血液供应，保持旺盛的精力和稳定的情绪。二是锻炼心肺功能，增强心脏的活力及肺脏的换气功能，促进血液循环，改善末梢循环。三是增强膈肌和腹肌的力量，促进胃肠蠕动，防止食物在消化道中滞留，促进消化吸收。四是提高机体的免疫机能及内分泌功能，增强机体抵抗力和代谢调节能力。五是增强肌肉关节的活力，有助于人体动作灵活轻巧，反应敏捷、迅速。因此，"勤运动，常锻炼"现已成为广大人民群众养生防病、增强体质、益寿延年的重要措施。

二、传统健身术的特点

传统健身术有以下三个特点：

（一）为中医养生方法的有机组成部分

无论哪一种传统健身术，都是以中医的阴阳、脏腑、气血、经络等理论为基础，以养神、调息、调形为运动的基本要点，以动形为基本锻炼形式，用阴阳理论指导运动的虚、实、动、静，用开阖升降指导运动的屈伸、俯仰，用整体观念说明运动养生中形、神、气、血、表、里的协调统一。所以，传统健身术是中医养生保健方法的有机组成部分。

（二）注重意守、调息和调形协调统一

传统健身术强调意念（心意）、呼吸和形体运动的配合，即意守、调息、调形的统一。意守即调神，指心意、意念专注；调息指呼吸调节；调形指形体运动。统一是指三者之间的协调配合，要达到形神一致，意气相随，形气相感，使形体

内外和谐,动静得宜,方能起到养生保健的作用。

(三)融导引、武术与医理三者为一体

导引是医学上的称呼,气功是导引的俗称,其以意守、调息和调形为主,又有偏于调神的静功和偏于调形的动功。武术则侧重于运动形体,以调形为主。无论哪种方法,若运用到养生方面,则都讲求意守、调息和调形的协调统一,讲究外练筋骨皮、内练精气神,都是以活动形体、畅通气血经络、和调精气与脏腑为目的的。因此,传统健身术是融导引、武术、医理三者于一体的具有中华民族特色的养生方法。

三、运动养生的应用原则

我国传统健身术的应用原则,主要有以下四点:

(一)掌握要领

传统健身术的锻炼要领就是意守、调息和调形的协调统一。这三者之中,最关键的是意守,只有心意、意念专注,方可宁神静息,呼吸均匀,导气血运行,即所谓"以意领气,以气动形"。如此,在锻炼过程中,通过内练精神、气血、脏腑,外练四肢、筋骨、经脉,可使内外和谐、气血周流,整个机体方可得到全面锻炼。

(二)强度适宜

运动养生是通过锻炼达到维护健康的目的的,因此,要注意掌握运动的强度。运动量太大,超过了机体的承受能力,反而会使身体因过劳而受到伤害;运动量太小,则达不到锻炼的目的,起不到养生保健的效果。唐代孙思邈在《千金要方》中指出:"养性之道,常欲小劳,但莫大疲及强所不能堪耳。"某保险公司调查了 5 000 名已故运动员的生前健康状况后发现,其中有些人 40~50 岁就患了心脏病,许多人的寿命竟然比一般人短。主要是因为这些运动员过度运动破坏了人体内外平衡,加速了某些器官的磨损和生理功能的失调,结果缩短了生命进程,出现了早衰和早夭。所以,运动养生强调适量的锻炼,要循序渐进,不可急于求成,操之过急,否则,欲速则不达。

(三)松静自然

松静自然是指运动锻炼尤其是气功锻炼,练习时身体的放松与思想安静的配合,以及各种动作的顺其自然。松,主要是指身体的放松,尤其是肌肉关节要尽量地放松;此外,亦指思想放松。静,主要是指思想安静,即心里入静,排除一

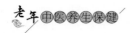

切杂念。自然,指形体动作、呼吸锻炼、意念调整,顺其自然,形体动作按照动作要领尽力而为,呼吸、意念则顺势而为。有些形体动作要根据自身的身体情况去完成,如达不到动作要领的要求,也不可强求,要尽力而为、循序渐进、顺其自然,同样,呼吸、意念调整等,也要顺势而为,滴水穿石,功到自然成。

(四)持之以恒

运动锻炼并非一朝一夕的事,要经常而不间断地进行。"流水不腐,户枢不蠹",一方面说明了"生命在于运动"的道理,另一方面,也强调了经常、不间断的重要性,水长流方能不腐,户枢常转才能不被虫蠹,只有持之以恒、坚持不懈,才能收到养生保健的效果,三天打鱼两天晒网是达不到锻炼目的的。运动养生不仅是身体的锻炼,更是意志和毅力的锻炼。

此外,中老年人尤其是老年人,因身体的各个器官多有不同程度的衰老,运动、协调性都有降低,有的还患有心脑血管疾病或运动系统疾病,所以中老年人运动锻炼还应注意以下事项,以免影响身体健康。

1. 不要做负重类型的运动

人在做负重运动的时候,首先要憋气,而憋气会使肺内压升高,血液循环受阻,心脏负担增加,回心血量减少,易致脑供血紧张,出现头晕或昏厥;而在憋气完成之后,压力突然消失,回心血量突然增多,对于有动脉血栓、高血压病的患者而言,特别容易导致脑出血,甚至危及生命。因此老年人尤其患有心脑血管疾病的老年人,不要做负重类型的运动。

2. 饮食前后不宜立即运动

人若在进食后立即运动,由于主管消化的神经受到抑制,常出现消化液分泌减少、胃蠕动减慢,同时,运动时血液供应在消化系统方面会有减少,这些都会影响食物的消化吸收,容易造成消化性功能失调或引起疾病。同理,如果运动之后立即进食,也会造成消化功能的紊乱,造成一些慢性消化系统疾病。因此,对于消化系统已经出现衰老的中老年人,不宜进食后立即运动,也不要运动之后立即进食。

3. 尽量保持正常体位运动

老年人常有动脉硬化,血管较硬、弹性差、脆性高,有的血管内还有斑块或血栓。低头运动极易让血流突然汇集于脑部血管,导致血管破裂,出现脑出血。而且即便没有出现脑出血,但恢复正常体位的时候,大脑的血流量在短时间内突然减少,出现大脑供氧不足,也会出现晕厥等现象。所以,老年人宜尽量保持正常体位运动,尽量不要做类似于低头、倒立等将头向下的倒置型运动。

4. 运动前应先做准备活动

中老年人在运动前,应先做好运动的准备工作,活动活动关节,放松一下肌肉,使肌肉处于适当的紧张状态,这样可以避免运动拉伤等情况的发生。

第二节　动功为主健身术举例

传统养生术种类较多,一般分为动功和静功两类。

动功偏于调形,是以肢体运动为主的功法,包括五禽戏、八段锦、易筋经、太极拳等。

一、五禽戏

禽,在古代泛指禽兽之类的动物;五禽,是指虎、鹿、熊、猿、鸟五种动物;戏,即游戏、戏耍之意。五禽戏,是由东汉末年神医华佗在前人基础上创编的一套模仿虎、鹿、熊、猿、鸟五种禽兽动作来锻炼身体的方法,由于是华佗创编,因此亦称为"华佗五禽戏"。

1982 年原国家卫生部、教育部和国家体委把五禽戏等中国传统健身运动作为在医学类院校中推广的"保健体育课"的内容之一,2003 年国家体育总局把重新编排后的五禽戏、八段锦、易筋经等传统健身运动统一向全国推广。

(一)养生机制

五禽戏属于古代导引术,为动功之一,通过模仿虎、鹿、熊、猿和鸟五种动物的动作和神态,整体、系统、长期地运动锻炼,具有养精神、调气血、益脏腑、通经络、活筋骨、利关节的作用,因此属于养生保健、延年益寿的养生功法。

由于五禽戏不同动作的要求各异,意守的部位不同,因此其作用机制也有区别。

1. 虎戏

虎戏即模仿虎的形象,取其虎虎生威、善用爪力和摇首摆尾、鼓荡周身的动作,同时要求意守命门。命门又称右肾,乃元阳之所居、精血之海、元气之根、水火之宅。虎戏有益肾强腰、壮骨生髓"练骨"的功效,亦可畅通督脉、祛除风邪。

2. 鹿戏

鹿戏即模仿鹿的形象,取其长寿敏捷、善运尾闾的动作,同时要求意守尾间。尾闾是任、督二脉通会之处。鹿戏有畅通经络、运行血脉、疏经健肌"练筋"的功效。

3.熊戏

熊戏即模仿熊的形象,取其体笨力大却外静而内动的动作,同时要求意守中宫。中宫即脐内,指脘腹部位,为脾胃的居所。熊戏有健脾和胃、疏肝理气、调和气血"练脾胃"的功效。

4.猿戏

猿戏即模仿猿的形象,取其机警灵活、好动无定的动作,同时要求意守脐中。脐中即神阙,属任脉。猿戏有调抑情志、安神静神"练心"的功效。

5.鸟戏

鸟戏又称鹤戏,即模仿鹤、鸟的形象,取其轻翔舒展的动作,同时要求意守气海。气海乃任脉之要穴,为生气之海。鸟戏有调达气血、疏通经络"练肺"的功效。

(二)练功要领

1.全身放松

练功时,首先要求全身放松,情绪上则要乐观轻松。乐观轻松的情绪可使气血通畅,精神振奋;全身放松可使动作不致过分僵硬、紧张。

2.呼吸均匀

腹式呼吸,要求平静自然,均匀和缓。吸气时,口要合闭,舌尖轻抵上腭。吸气用鼻,呼气用嘴。

3.专注意守

排除杂念,精神专注,根据五禽各戏意守要求,将意念集中于意守部位,以保证意、气相随。

4.动作自然

五禽各戏动作各有不同,如虎之刚健、鹿之温驯、熊之沉缓、猿之轻灵、鹤之活泼等。练功时,应根据其动作特点而进行,动作宜自然舒展,不要拘谨。

(三)具体功法

虎举

虎扑

鹿抵

鹿奔

熊运

熊晃

猿提

猿摘

鸟伸

鸟飞

视频 7-1　五禽戏

二、八段锦

八段,指这套功法由八种不同动作组成。锦,有三层含义,一是从金从帛,金、帛为贵重物品,表明本功法比较珍贵;二是织锦有连绵不断的特点,说明本功法要求动作之间连绵不断匀速地进行;三是锦有集锦的意思,表示八段锦是汇总前人总结的运动锻炼功法进行了进一步的提炼。八段锦,由南宋初年无名氏创编,历经八百余年仍经久不衰,因由八段不同动作组成的运动锻炼功法组成,养生保健效果明显,弥足珍贵,故称"八段锦"。

(一)养生机制

八段锦属于古代导引法的一种,为动功之一,通过形体活动的舒展筋骨、疏通经络及形体与呼吸协调运动起到行气活血、周流营卫、斡旋气机的作用,具有柔筋健骨、行气活血、养气壮力、协调脏腑功能的功效,属于养生保健、延年益寿的养生功法。

八段锦八段动作的要求各异,其作用机制也有差异。

1. 两手托天理三焦

动作如同伸懒腰状,通过四肢和躯干的伸展运动,可调理三焦气机、调节胸腹腔气血流动,有通调经脉、调理气血、调养脏腑的功效。

2. 左右开弓似射雕

动作左右交替、左右开弓,通过扩胸伸臂运动,疏通手三阴三阳经经气、增强胸肋部和肩臂部肌肉力量,有行气活血、调理经脉、和调脏腑的功效,同时有助于纠正不正确姿势所造成的身体畸形。

3. 调理脾胃须单举

一手上举,另一手下按,通过左右上肢松紧配合的上下对拉拔伸运动,牵拉腹腔,使腹内脏器和肌肉受到牵引,有调理脾胃的功效,坚持锻炼有助于脾胃病、胃肠病的防治。

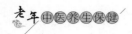
4.五劳七伤往后瞧

转头带动身体旋转,通过围绕脊柱的旋转运动,疏通带冲二脉及胆经,调节大脑和中枢神经系统功能,有防治五劳七伤的功效,同时可调整、重建脊柱周围两侧的应力平衡。

5.摇头摆尾去心火

动作左右交替摇摆,通过摇头摆尾、旋转身体的运动,疏通手三阴经经气,有调畅五脏郁结、祛除清解心火的功效。

6.两手攀足固肾腰

双腿伸直、前俯后仰,通过伸展腰背肌肉、牵拉腰臀腿部肌肉韧带的运动,调理肾经与膀胱经经气,有通调经脉、固肾健腰的功效,同时有助于防治腰肌劳损、腰膝酸软、手足麻木等病证。

7.攒拳怒目增气力

攒拳怒目,通过全身用力、攒拳怒目的运动,疏通肝胆经脉,使大脑皮质和自主神经兴奋,有促进气血运行、增强体力的功效。

8.背后七颠百病消

足跟着地、轻震地面,通过背后颠地的运动,畅通任督二脉,有疏通经络脏腑气血、消除脏腑百病的功效。

（二）练功要领

1.呼吸均匀

呼吸要求腹式呼吸,同时呼吸要自然、平稳。

2.意守丹田

精神放松,意念专注,注意力集中于脐部。

3.柔刚结合

全身放松,用力轻缓,切不可机械、僵硬。

（三）具体功法

清代光绪初期曾有七言歌诀对八段锦的动作和功效加以总结,其内容如下:

两手托天理三焦,

左右开弓似射雕,

调理脾胃须单举,

五劳七伤往后瞧,

视频 7-2 立式八段锦

摇头摆尾去心火，

两手攀足固肾腰，

攒拳怒目增气力，

背后七颠百病消。

三、易筋经

易，有改变之意；筋，泛指筋骨、肌肉；经，指常道、规范。易筋经，相传为南北朝少林和尚、中国佛教禅宗的创始者达摩所创，是我国历代民间早已流传的运动锻炼方法，是一种可改变肌肉筋骨、能使肌肉筋骨强壮结实的运动锻炼方法。

（一）养生机制

易筋经属于古代导引术，为动功之一，原是仿效劳动人民舂谷、载运、进仓、收囤等各种农活姿势并演化出来的一套以动形为主的锻炼方法，通过伸腰踢腿动作，整体具有畅通血脉、滑利筋骨、缓解劳倦的功效，长期锻炼能改善脏腑功能、畅通周身血脉、增强肌肉力量，可使内外俱壮，属于养生保健、延年益寿的养生功法。

目前常用的易筋经套路是十二式易筋经，由于其动作的要求各异，其作用机制也有差异。

1. 韦驮献杵第一式

具有敛气定神、顺畅呼吸、调畅肺经的功效。

2. 韦驮献杵第二式

具有疏通经络、和调气血、通调三焦的功效。

3. 韦驮献杵第三式

具有调理五脏、和调气血、强健肢体的功效。

4. 摘星换斗式

具有养心凝神、调畅心经、疏通经络的功效。

5. 倒拽九牛尾式

具有调理脾胃的功效。

6. 出爪亮翅式

具有调理大肠经与肺经的功效。

7.九鬼拔马刀式

具有调理膀胱经与肾经的功效。

8.三盘落地式

具有调理心包经与心经的功效。

9.青龙探爪式

具有调理胆经与肝经的功效。

10.卧虎扑食式

具有调理肝经、疏肝解郁的功效。

11.打躬击鼓式

具有调理肾经、调补肾脏的功效。

12.掉尾摇头式

具有调理小肠经、心经的功效。

（二）练功要领

1.意守丹田

精神放松,意念专注,注意力集中于脐部。

2.腹式呼吸

要求腹式呼吸,同时呼吸要自然、平稳。

3.动静结合

身体自然放松,动随意行,意随气行,不要紧张僵硬。用力时应使肌肉逐渐收缩达到紧张状态,然后,缓缓放松。

（三）具体功法

韦驮献杵第一式

韦驮献杵第二式（又称"横胆降魔式"）

韦驮献杵第三式（又称"掌托天门式"）

摘星换斗式

倒拽九牛尾式

出爪亮翅式

九鬼拔马刀式

三盘落地式

青龙探爪式

卧虎扑食式

视频7-3 十二式易筋经

打躬击鼓式

掉尾摇头式

四、太极拳

太极，取《易·系辞》中"易有太极，是生两仪"之说，指万物的原始"浑元之气"，其动而生阳，静而生阴，阴阳二气互为其根，此消彼长，相互转化，不断运动则变化万千，因而太极图即呈浑圆一体、阴阳合抱之象。太极拳正是以此为基础的。就练形而言，以圆为本，招式均由各种圆弧动作组成，故观其形，连绵起伏，动静相随，圆活自然，变化无穷；就调息、调心来说，以意领气，运于周身，如环无端，周而复始，意领气，气动形，内外合一，形神兼备，浑然一体。太极拳是中国传统武术中的主要拳种之一，亦是中国传统健身术之一，是以"太极"哲理指导拳路、套路，激发人体自身的阴阳气血达到"阴平阳秘"的状态，用于御敌强身、健身养生的传统武术、传统健身术。

太极拳的起源及创始者至今众说纷纭。如认为南北朝时即有太极拳，创始者为唐代的许宣平、宋代的张三峰、明代的张三丰，也有认为始于清代陈王庭和王宗岳，究竟如何，目前尚无确论，有待考证。能比较清楚地论及师承脉络、分支流派者，当在明末清初。此后，即有陈氏太极之说，始祖陈卜（传人陈正雷），后由陈长兴传弟子杨露蝉经改编而形成杨氏太极拳（传人杨振铎）。后来，又从杨氏太极拳派生出吴氏太极拳、武氏太极拳和孙氏太极拳。目前，国家体育总局普及的24式简化太极拳即根据杨氏太极拳改编。

（一）养生机制

太极拳是一种精神意念、呼吸锻炼、形体动作密切结合的运动，"以意领气，以气运身"，用精神意念指挥身体的活动，用呼吸运动协调动作，融武术、导引于一体，是"内外合一"的内功拳、养生保健的健身术，属于传统健身术的动功。由于太极拳将意念、气息、形体结合成一体，使人之精神、气血、脏腑、筋骨均得到濡养和锻炼，可达"阴平阳秘"的平衡状态，具有有病治病、无病养生保健的作用，因此属于养生保健、延年益寿的功法。

（二）练功要领

1.精神安定，以意导气

练习太极拳，要始终保持精神安定，排除思想杂念，头脑要静下来，全神贯注，用意识指导动作。神静才能以意导气，气血才能周流。

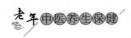

2.呼吸均匀,气沉丹田

太极拳要求意念、气息、形体的统一和协调,呼吸深长均匀十分重要,呼吸深长则动作轻柔。一般说来,吸气时,动作为合;呼气时,动作为开。呼吸均匀,气沉丹田,则必无血脉贲张之弊。

3.含胸拔背,身体放松

含胸即胸部略内含而不挺直,拔背即脊背宜伸展。含胸则自能拔背,因之可使气沉于丹田。身体宜放松,不得紧张,故上要沉肩坠肘,下要松胯松腰,肩松下垂即沉肩,肘松而下坠即坠肘,腰胯要松,不宜僵直板滞。身体放松则经脉能够畅达,气血得以周流。

4.以腰为轴,中正直立

太极拳中,腰部是各种动作的中轴,宜始终保持中正直立,动作的虚实变化皆须腰转动,故腰宜松、宜正直,腰松则两腿有力,正直则重心稳固。

5.全身协调,浑然一体

太极拳要求根在于足,力发于腿,主宰于腰,形于手指,只有手、足、腿、腰协调一致,浑然一体,方可上下相随,流畅自然。要求外动于形,内动于气,神为主帅,身为驱使,内外相合,则能收获意到、形到、气到的效果。

6.连绵自如,轻柔自然

太极拳动作要轻柔自然,连绵不断,宜用意不用力,不得用僵硬之拙劲。动作连绵,则气流通畅;轻柔自然,则意气相合,百脉周流。

（三）具体功法

以下为24式简化太极拳具体功法:

起势

左右野马分鬃

白鹤亮翅

左右搂膝拗步

手挥琵琶

左右倒卷肱

左揽雀尾

右揽雀尾

单鞭

云手

单鞭

高探马

右蹬脚

双峰贯耳

转身左蹬脚

左下势独立

右下势独立

左右穿梭

海底针

闪通臂

转身搬拦捶

如封似闭

十字手

收势

视频 7-4 24 式简化太极拳

第三节 静功为主健身术举例

静功为主的健身术,即指养生气功,其偏于调神,是肢体不运动或少有运动的功法。以下介绍气功的概念与要求,以及常用养生气功举例。

一、气功的概念与要求

(一)气功的名称与概念

1.气功的名称

"气功"一词最早见于晋代许逊著的《宗教净明录气功阐微》。在晋代以前的典籍中,道家称之为"导引""吐纳""炼丹",儒家称之为"修身""正心",佛家称之为"参禅""止观",医家称之为"导引""摄生"。在历代医籍中,以"导引"为名者较为普遍,而"气功"之称,则是在近代才广为应用。

2.气功的概念

气功属于传统养生功法"静功"的范畴,是通过人们精神意念、呼吸与形体的调整锻炼,即调心、调息和调形的方法,使人体形神和谐,营卫气血周流,百脉运行通畅,脏腑功能和调,达到增进健康、少生疾病、延年益寿目的的养生保健

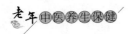

方法。

（二）气功的基本要求

1. 调心、调息与调形

（1）调心：主要是"存想"，是调心的一种方式，意念想象一个场景画面并意守这个画面。在融入感受这种境界的过程中锻炼自己的心神，是强化精神的一种方式，也是冥想、坐禅、练气前平静心情的一种方法。

（2）调息：即吐纳，是冥想和气功等传统养生方法中对于呼吸的一种称谓，是一种调整呼吸的方法。其中"吐"为呼气、释放，"纳"为吸气、吸收。

（3）调形：通过一定的动作，配合精神意识、呼吸去引导肌肉、血脉、脏器等按照一定的规律要求运动。

2. 气功锻炼基本要求

（1）松静自如：松静自如也称为松静自然，是气功养生的最基本要求。"松"是指身体和精神两方面都要放松。人体受到种种外界环境因素的影响，精神和身体常处于紧张状态，使身体机能难以正常发挥，甚至导致各种疾病的出现。因此，练功首先要从消除紧张状态入手，先使精神尽量放松。只有精神不紧张才能做到身体的真正放松。所谓身体放松，也不是完全松弛、松懈或松散无力，而是指松而不懈、松中有紧、紧而不僵。

（2）动静结合：动静结合，一方面是指在练功方式上强调静功与动功的密切结合；另一方面是指在练动功时要掌握"动中有静"，在练静功时要体会"静中有动"。动，指形体外部和体内"气息"的运动，前者即"外动"，而后者即"内动"。静，指形体与精神的宁静，前者即"外静"，后者即"内静"。在气功养生中，"动"与"静"既是相对的，又是辩证统一的。

（3）下实上虚：下实上虚又称为上虚下实，是各种练功方法的普遍要求。气功养生中所说的"上虚"是指身体上部即脐以上轻松虚灵，"下实"是指身体下部即脐以下充实有力，下元充沛。

（4）意气相随：意气相随是指练功者用自己的精神意念活动去影响呼吸和内气的运动，使体内的气息运动和精神意念尽量保持一致。"意"是指练功者的意念活动；"气"是指人体的真气，包括呼吸之气和内气，内气即丹田气或称元气、肾气。

（5）火候适度：火候适度是指对练功的一些要求及限度把握要适当，要恰到好处，太过或不及不仅不能达到养生保健作用，而且可能还会起反作用。火候适度,主要指练功时的精神意念、呼吸、身形姿势及练功时间等方面要把握适当。

(6)循序渐进:循序渐进是指练习气功不能急于求成,必须由易到难、由少到多地循序递进。同时也要根据个人的身体情况逐渐增加练功强度和习练时间,不能超越自己体能的限度。

二、常用养生气功举例

以下介绍六字诀、放松功、内养功、真气运行功法四种常用的养生气功:

(一)六字诀

六字诀,又称六字气诀,是通过嘘、呵、呼、呬、吹、嘻六个字的吐气发声进行锻炼的一种静功。六字诀历史久远,流传广泛,由南北朝时梁代的医药学家、养生家、道教茅山派代表人物陶弘景提出,历代医家和养生家也从不同的角度对其进行了补充与完善,其中健身气功六字诀是在对传统六字诀进行挖掘整理的基础上,运用相关现代科学理论与方法编创而成的,并由国家体育总局于2003年统一向全国推广。

1.练功的基本要求

(1)预备式:两足开立,与肩同宽,头正颈直,含胸拔背,松腰松胯,双膝微屈,全身放松,呼吸自然。

(2)呼吸法:顺腹式呼吸,先呼后吸,呼气时读字,同时提肛缩肾,身体重心移至足跟。

(3)调息法:每个字读六遍后,调息一次,稍事休息,恢复自然,早晚各练三遍。

2.练功的具体方法

(1)嘘字功:嘘,读 xū,口型为两唇微合,有横绷之力,舌尖向前并向内微缩,上下齿有微缝。呼气念"嘘"字,足大趾轻轻点地,两手自小腹前缓缓抬起,手背相对,经胁肋至与肩平,两臂如鸟张翼向上、向左右分开,手心斜向上;两眼反观内照,随呼气之势尽力瞪圆;屈臂,两手经面

视频 7-5　六字诀

前、胸腹前缓缓下落,垂于体侧。再做第二次吐字。如此动作六次为一遍,做一次调息。

嘘字功,平肝气,可以调治胸胁胀闷、两目干涩、头目眩晕以及目疾、肝大等

不适或病证。

(2)呵字功:呵,读 hē,口型为半张,舌顶下齿,舌面下压。呼气念"呵"字,足大趾轻轻点地;两手掌心向里由小腹前抬起,经体前至胸部两乳中间位置向外翻掌,上托至眼部;呼气尽吸气时,翻转手心向面,经面前、胸腹缓缓下落,垂于体侧。再行第二次吐字。如此动作六次为一遍,做一次调息。

呵字功,补心气,可以调治心悸、失眠、健忘、口舌生疮及舌强语謇、胸痹等不适或病证。

(3)呼字功:呼,读 hū,口型为撮口如管状,舌向上微卷,用力前伸。呼气念"呼"字,足大趾轻轻点地,两手自小腹前抬起,手心朝上,至脐部,左手外旋上托至头顶,同时右手内旋下按至小腹前;呼气尽吸气时,左臂内旋变为掌心向里,从面前下落,同时右臂回旋、掌心向里上穿,两手在胸前交叉,左手在外,右手在里,两手内旋下按至腹前,自然垂于体侧。再以同样要领,右手上托,左手下按,做第二次吐字。如此交替共做六次为一遍,做一次调息。

呼字功,培脾气,可以调治纳差、腹胀、腹泻、乏力(痿证)、水肿等病证。

(4)呬字功:呬,读 sī,口型为开唇叩齿,舌微顶下齿后。呼气念"呬"字,两手从小腹前抬起,逐渐转掌心向上,至与两乳平,两臂外旋,翻转手心向外成立掌,指尖对喉,然后左右展臂宽胸推掌如鸟张翼;呼气尽,随吸气之势两臂自然下落垂于体侧。重复六次,调息。

呬字功,补肺气,可以调治咳嗽、气喘、胸闷、自汗、易患外感等不适或病证。

(5)吹字功:吹,读 chuī,口型为撮口,唇出音。呼气读"吹"字,足五趾抓地,足心空起,两臂自体侧提起,绕长强、肾俞向前画弧并经体前抬至锁骨平,两臂撑圆如抱球,两手指尖相对;身体下蹲,两臂随之下落,呼气尽时两手落于膝盖上部,随吸气之势慢慢站起,两臂自然下落垂于身体两侧。共做六次,调息。

吹字功,补肾气,可以调治腰膝酸软、盗汗遗精、阳痿早泄、子宫虚寒等不适或病证。

(6)嘻字功:嘻,读 xī,口型为两唇微启,舌稍后缩,舌尖向下。有喜笑自得之貌。呼气念"嘻"字,足第四、第五趾点地,两手自体侧抬起如捧物状,过腹至与两乳平,两臂外旋翻转手心向外,并向头部托举,两手心转向上,指尖相对;吸气时五指分开,由头部循身体两侧缓缓落下并以意引气至足第四趾端。重复六次,调息。

嘻字功,理三焦,可以调治三焦不畅而引起的眩晕、耳鸣、喉痛、胸腹胀闷、小便不利等疾患。

（二）放松功

放松功,是有意识地注意身体各部位,结合默念"松"字,逐步把身体调整得自然、轻松、舒适的静功功法。放松功于 1957 年由上海气功疗养所推出,其特点是以放松为主,有舒畅气血、疏通经络、和调脏腑、增强体质和防治疾病的作用,适用于健康者和一般慢性病患者锻炼,也可作为习练其他各种气功的入门基础功法。

1.练功的基本要求

（1）预备式:姿势不限,准备阶段安神宁志,轻闭双目几分钟,然后随呼吸全身逐步放松。

（2）呼吸法:一般采用自然呼吸法,后期可从自然呼吸到腹式呼吸。

（3）调息法:要求思想集中,只想自己呼吸,逐渐集中注意力,排除杂念,安定心神。吸气时意守要放松的部位,呼气时意念要离开意守的部位,同时默念"松"字,体验放松的感觉。

2.练功的具体方法

先以意念放松头部,尤应注意两眉之间与咬合肌部位;其后依次放松两肩、两臂、两手、胸部、腹部、两腿、两足;再从后脑开始,依次放松背部、后腰、臀部、大腿后侧、足底;再依次放松身体两侧部位。

如此放松可反复多次。为加强放松效果,可在想象到每个部位时默念"松"字,也可同时播放轻音乐。

（三）内养功

内养功有广义和狭义之分。广义内养功,泛指传统气功中以锻炼自身精气神为主,具有静心宁神、调理内脏、培补元气作用的功法。狭义内养功,是指河北省北戴河气功疗养院刘贵珍先生倡导的气功疗法的一种。此处所述是指后者。

内养功是我国优秀的传统健身术,源于明末清初河北省南宫县,皆以单传口授相继承,刘贵珍先生倡导的内养功得内养功第五代传人刘渡舟先生亲授,并在自己练功与多年临床实践的基础上整理而成。刘贵珍编著《气功疗法实践》一书,先后发行百万余册,畅销国内外,使气功保健活动得以普及,深受广大患者和养生爱好者欢迎。

内养功要求身、息、心并练,尤其讲究呼吸锻炼,同时配合调整饮食,具有大脑静、脏腑动的特点,由于其具有强健脾胃、培补后天的作用,因此主要适用于消化系统疾病的辅助调理。

1. 练功的基本要求

(1) 练功姿势:常有卧位、坐位等。一般初学者以卧式为宜,后期可用坐式,以自然舒适为要,以使练功者能充分放松。以下介绍两种卧式:

仰卧式:平身仰卧于床上,躯干正直,两臂自然舒伸置于身体两侧,十指松展,掌心向上,下肢自然伸直,脚跟相靠,足尖自然分开。

侧卧式:侧卧于床上,头微前俯,脊柱微向后弓,呈含胸拔背之势。右侧卧时,则右上肢自然弯曲,五指舒展,掌心向上,置于耳前。左上肢自然伸直,五指伸开,掌心向下,放于同侧髋部。右下肢自然伸直,左下肢膝关节屈曲为120°,膝部轻放于右下肢膝部上。若为左侧位,四肢体位与上相反。双目微闭,以便意念集中。

(2) 呼吸法:内养功讲究呼吸锻炼,呼吸锻炼是本功法练功的主要内容。具体见后文的"练功的具体方法"。

(3) 意守法:最常用的是意守丹田。经过一段时间后,吸气时好像有气入小腹的感觉,即所谓的"气贯丹田",这是意守的理想境界。此外,也可意守膻中、涌泉等穴位。

2. 练功的具体方法

呼吸锻炼是内养功练功的主要内容。内养功呼吸锻炼较为复杂。要求呼吸、停顿、舌动、默念四种动作相互结合。常用的呼吸法有"吸—停—呼""吸—呼—停"与"吸—停—吸—呼"三种:

(1) 吸—停—呼:以鼻呼吸,先行吸气,吸气时舌抬起顶上腭,同时以意领气至小腹部,腹部鼓起。吸气结束后,停顿片刻,再把气徐徐呼出。呼气时将舌放下,同时收腹。以"练功好"三字为例,吸气时默念"练"字,停顿时默念"功",呼气时默念"好"。无论字多字少,均分三段默念完。

(2) 吸—呼—停:以鼻呼吸或口鼻兼用,先行吸气,随之缓缓呼出,后再行停顿,如此反复,默念字句及舌的配合同上法。

(3) 吸—停—吸—呼:用鼻呼吸,先吸气少许即停顿,停顿后再行较多量的吸气。同时用意念将气引入小腹,然后将气徐徐呼出。

（四）真气运行功法

真气运行功法,是甘肃省名中医、甘肃中医药大学主任医师、兰州大学名誉教授李少波先生根据《内经》理论,并集古代各家功法之长、结合长期的实践而创编的静功功法。

真气运行功法,1979年通过李少波先生编著的《真气运行学》传播,此后数次改版重印,真气运行功法得到较大规模推广,1992年成立了以李少波命名的真气运行研究所后,更是以培训班的形式向全国推广。

真气运行功法,是以静功为主、动功为辅,集医疗、养生为一体的养生气功。其主要通过调息凝神,培养真气,贯通经络,燮理阴阳,调和气血,从而使身体内部的固有潜能得以挖掘,达到防病治病、延年益寿的养生保健目的。

1.练功的基本要求

(1)练功姿势:练习真气运行功法有坐、卧、立、行四种形式,其中以坐式为主,其他姿势为辅。以下介绍其中的坐式:

坐式有盘腿坐和垂腿坐两种姿势,盘腿坐过于形式化,且易麻腿,因此一般采用垂腿坐式(坐椅凳)较为便利。垂腿坐式,指坐在高低适宜的椅凳上,以坐下来大腿面保持水平、小腿垂直、两脚平行着地、两膝间的距离以能放下两拳为准,两手心向下、自然地放在大腿面上,两肩下垂,腰须直,勿用力,不要挺胸和驼背、仰面低头,下颌略向回收,头顶如悬。

(2)五官要求:口唇自然闭合,上下齿相对,将舌上卷约成90°,用舌尖轻轻地抵住上腭。闭目内视,练哪一步功就内视哪一部位,如第一步注意心窝部,即内视心窝部。用耳朵留意自己的呼吸,不要发出声音。

(3)呼吸方法:练功过程中,一直注意呼气,吸气任其自然,不加注意。丹田真气充实后,自然地贯通督脉,会感到一呼真气入丹田,一吸真气沿督脉入脑。这是真气的自然活动状态,无须追求。外呼吸则绵绵密密,若有若无,呼吸表现得更加自然。这时外呼吸就无须注意了。

2.练功的具体方法

真气运行功法又名真气运行五步功,由以下五个步骤组成:

(1)呼气注意心窝部:做好练功准备,放松身心,集中意念,精神内守,在呼气的同时,意念随呼气趋向心窝部。练功三至五天,感到心窝部沉重,再往后,每呼气时就感觉到有一股热流注入心窝部,这是真气集中的表现。有了真气的集中,就给第二步功打下了基础。

(2)意息相随丹田趋:当第一步功做到每一次呼气都觉心窝部发热时,就可意息相随,自心窝部开始,呼气时注意丹田,不可操之过急。此时真气已通过胃区,脾胃功能已有改善。因此,真气沉入丹田后,周围脏器如大小肠、膀胱、肾等都逐步发生生理上的改变。

(3)调息凝神守丹田:当第二步功做到丹田有了明显感觉时,就可以把呼气有意无意地止于丹田,不要过分注意呼气往下送,以免发热太过,耗伤阴液。此时任脉通畅,心肾相交,中气旺盛,因此心神安泰,睡眠安静。

(4)通督勿忘复勿助:原则上还是按照第三步操作,真气沿督脉上行的时候,意识应该跟随上行的力量,这就是勿忘。若行到某处停下来,不要用意念去导引,这就是勿助。通督之后,一呼真气入丹田,一吸真气入脑海,但不可有意追求,一呼一吸形成任督循环即"小周天"。此时真气不断地补益脑髓,大脑皮质的功能增强,所以凡是由肾精亏损和内分泌紊乱所引起的头晕耳鸣、失眠健忘、腰酸腿软、月经不调、精神恍惚、易喜易怒、心慌气短、性欲减退等神经官能症状,都可得到一定的改善。

(5)元神蓄力育生机:所谓元神,就是大脑调节管制的本能力量,与有意识的精神活动即识神对立。原则上还是守下丹田。丹田是长期意守的部位。通督后各个经脉相继开通。如果头顶百会穴处有活动力量,也可以意守头顶。可以灵活掌握,这叫"有欲观窍,无欲观妙"。根据个人身体的具体情况,一般致病因素就可减少甚至避免,原有的沉疴痼疾也可以得到一定的改善。坚持锻炼,就可以达到身心健康、益寿延年的效用。

以上五步,是真气运行功法锻炼过程中的基本概况。在实践中,由于每个人的体质不同,具体条件有异,所以效果与表现也因人而异。因此,练功时既要顺乎自然、灵活运用,又要本着一定的要求,耐心求进,持之以恒,不可自由放任。

真气运行五步功法收功的时候,慢慢睁开眼睛,搓搓双手,再用双手搓面,最后用十指梳头片刻,再慢慢站起来活动。

知识链接

气功"偏差"

气功养生可以产生某些精神心理的变化,并对人体身心状态有一定影响,有不良性格、心理障碍者易发生气功"偏差"。气功所致精神心理障碍逐年增多,已引起精神医学界和中医界的关注。

气功所致精神心理障碍作为一组与气功相关的临床综合征,已被《中国精神疾病分类方案与诊断标准》定义为气功所致精神障碍。气功犹如药物一样,既有它的适应证,也有它的禁忌证。大量的事实证明,气功并不能包治百病,也并不适用于所有人,不仅有精神性疾病或严重神经症的人不宜练功,具有神经症或精神病人格素质倾向的人及有不健康性格的人也不宜练功。希望接受气功养生者,一方面应选择那些思想和心理健康的养生师、中医师做指导,另一方面应注意正确评估自身个性心理素质,努力纠正不健康的心理意识,加强良好的心理素质锻炼,以便真正达到养生保健、祛病强身的目的。

（赵晓鹏）

第八章 针灸、按摩养生法

针灸、按摩是中医学的重要组成部分，其不仅是中医治疗的重要手段，也是中医养生学中的重要措施和方法。利用针灸、按摩进行养生保健，是中医养生学的特色之一。

第一节　针灸、按摩养生的作用与原则

一、针灸、按摩养生的作用机制

针灸和按摩是两类不同的操作方法，它们各具特点，但都是通过作用于体表的腧穴或特定部位，以激发、调节经络及穴位经气，起到疏通经络、协调阴阳、扶正祛邪和调节脏腑的作用，从而实现养生保健的目的。

（一）疏通经络

经络运行气血，其功能正常则气血通畅，脏腑与体表得以沟通。若经络功能失常，气血运行受阻，则脏腑功能活动异常，从而引起疾病。针灸和按摩可调节刺激肢体经络穴位和皮部、主干及分支的经气，使经络疏通、气血调畅、内外畅达，预防经络脏腑因气血不通而导致的病理情况，利于人体健康而达到养生目的。针法、灸法、按摩三者由于用材与方式不同，在疏通经络的机制和特点上

也有一定差异。

1. 针刺

针刺养生的作用主要在于疏通经络，使气血流畅。如果机体某一局部的气血运行不利，针刺即可激发经气，促使经络畅达。所以，针刺的作用首先在于"通"。经络畅通无阻，机体各部分才能密切联系，共同完成新陈代谢活动，人才能健康无病。

2. 艾灸

艾灸材料艾叶药性温热，点燃后热力深透肌层，有温经行气的功效。《素问·调经论》说："气血者，喜温而恶寒，寒则泣而不留，温则消而去之。"因此，灸法可以起到温通经络、促进气血运行的作用。

3. 按摩

按摩可刺激浅在或深部的大小经络，能使经络气血流畅，避免经络不通发生疾病或消除、减轻疾病。

（二）平衡阴阳

《素问·生气通天论》曰："阴平阳秘，精神乃治。阴阳离决，精气乃绝。"《素问·阴阳应象大论》言："阴盛则阳病，阳盛则阴病。"因此，保持阴阳相对平衡是养生的基本准则。针法、灸法和按摩由外及内协调平衡人体的阴阳而有养生的作用，但其各有不同的作用机制。

1. 针刺

《灵枢·根结》说："用针之要，在于知调阴与阳。调阴与阳，精气乃充，合形与气，使神内藏。"针刺可以通经络、调虚实，使机体内外交通、营卫周流、精气充沛、脏器健旺、阴阳和谐。如此，新陈代谢自然健旺，可达养生保健的目的。

2. 艾灸

中医理论认为，人体的阴阳与外界阴阳相通，药物及其他养生、治疗方法都有阴阳属性的不同，其作用于人体，可以调节人体阴阳偏颇，实现养生、治疗的作用。艾灸有温热作用，温热属阳，施于经络、穴位可以温以助阳、祛寒扶阳，同时可升阳举陷，因此可维持机体的阴阳平衡，以达养生保健之目的。

3. 按摩

选用不同的按摩手法，作用于人体的经络和穴位，经气得到按摩，可促进机体营卫气血化生、经脉气血流畅和脏腑功能协调，使体内阴阳气血旺盛，更好地适应自然界阴阳消长变化，达到体内外阴阳协调平衡而防止疾病发生和延缓机

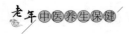

体衰老。

（三）扶正祛邪

"正"代表机体调节、防御和适应的功能，"邪"代表一切导致疾病发生的因素。"扶正"是提高机体抗病能力，"祛邪"是消除致病因素的影响。扶正祛邪是保证机体平衡状态和疾病趋向良性转归的基本法则，也是中医学防治疾病的基本观点。合理地应用针灸和按摩，可以有针对性地祛除经络及相关脏腑的病邪，调整人体阴阳气血，达到扶正祛邪的效果。

1. 针刺

针刺通过毫针或指针等作用于穴位，具体运用补虚泻实的方法，达到扶正祛邪的目的。针法捻转角度小，用力轻，频率低，操作时间短，先浅后深，重插轻提，刺入与经脉循行的方向一致，呼气时进针，吸气时出针，配合揉按针孔，属于补。补的针法促进经络气血充盛和盈满。若操作与上述相反，则属于泻的针法，能加速病邪的外泄。

2. 艾灸

艾灸有火的热力，给人体温热刺激，属于阳性。外来的侵入人体经络、脏腑的寒邪或人体阳虚所产生的内寒，属于阴性。灸法之温可祛除寒邪和温补阳气而补虚泻实、扶正祛邪。如艾灸任脉、督脉特定穴就能温脾健胃、暖肾通督、强壮身体，适用于精力不足所致的易于疲乏、腰腿酸软或消化不良、形体虚弱、发育迟缓等状况。

3. 按摩

通过按摩手法，作用于人体某一部位或穴位，刺激脏腑、表里及不同经脉，使人体气血、津液、脏腑、经络起到相应的变化，补虚泻实，达到治疗、养生的目的。促进营卫气血化生而形成补的作用，或使经脉气血流畅、温逐寒邪、消积散瘀等实现祛邪作用，从而防病治病、养生延年。如掐、拿、揉等手法有泻的作用，推、擦、点等手法有补的作用。

（四）调节脏腑

经络"内属腑脏，外络肢节"，经络气血运行通畅则"内溉脏腑，外濡腠理"，使各脏腑器官获得营养。通过针灸和按摩，使经络功能畅达，脏腑与体表正常沟通，由外及内平衡脏腑的气血阴阳，调节脏腑功能。

1. 针刺：应用十二经与相关脏腑的联系，辨证分经、循经取穴，或取用脏腑经气输注于背腰部的背俞穴和胸腹部的募穴，可有针对性地调节机体脏腑气血阴阳,从而调节脏腑功能。

2.艾灸:艾灸的温热作用能透经隧以鼓舞气血、升提阳气、扶助阳气,进而振奋脏腑功能,达到改善体虚乏力、四肢不温、面色萎黄、易患外感以及脏气虚陷、久病虚衰等养生目的。

3.按摩:按摩既可采用循经取穴和取特定穴,又可通过对十二经脉分布的皮部作用,刺激经络气血而达到调节脏腑功能的养生目的。

> **知识链接**
>
> **针灸按摩养生作用的现代认识**
>
> 1.双向调节系统器官:针灸和按摩对人体各系统、各器官功能既疏导又激活,保持人体内外环境相对平衡稳定,并可使体内不协调、不平衡的状态消除,恢复系统器官功能正常,实现养生功效。
>
> 2.增强机体免疫功能:针灸和按摩可以增强机体免疫力,对细胞免疫和体液免疫起到良性促进作用,使其发挥养生作用。
>
> 3.调节精神心理状况:针灸和按摩因手法、刺激穴位和部位不同而对神经系统产生兴奋或抑制的作用,从而调节人体精神心理状况,是人们在生活、学习、工作处于快节奏、高压力和竞争激烈状况下,作用快捷有效的保健方法。

二、针灸、按摩养生的应用原则

(一)针灸养生应用原则

1.掌握养生防病时机

掌握养生防病时机,直接关系到养生保健的效果。大致可分以下四种情况:

(1)注意日常保健:对于健康的人,可在平常用针灸防病强身、益寿延年。如宋代窦材《扁鹊心书》指出,"于无病时常灸关元、气海、命关、中脘",可以壮阳助元、强身健体。

(2)注意早期预防:在病症早期,当显露某种先兆时即用针灸预防,也是针灸养生的重要内容。如唐代孙思邈《千金翼方·针灸下·痈疽第五》中提到:"凡卒患腰肿、附骨肿、痈疽、节肿风、游毒、热肿,此等诸疾,但觉有异,即急灸之愈。"实际上早期预防不仅适用于这类急性病症,而且也可有效地阻止多种慢性病及疑难杂症的发生和发展。

（3）注意因病而异：针灸养生还包括对于一些时作时止的病症，或有不同病史的个体在疾病的缓解期进行保健养生。对此，早在《素问·刺疟》中就有"凡治疟，先发如食顷"的针刺预防疟疾的记载。又如对患有支气管炎、哮喘等病症的个体，采用冬病夏治之法，施行三伏灸，能起到良好的防病保健作用。

（4）注意三因制宜：如《素问·异法方宜论》指出："北方者……其地高陵居，风寒冰冽，其民乐野处而乳食，脏寒生满病，其治宜灸焫。南方者……其地下，水土弱，雾露之所聚也，其民嗜酸而食胕，故其民皆致理而赤色，其病挛痹，其治宜微针。"此为因地制宜。此外，尚有因时制宜、因人制宜等要求。

2. 安全有效少痛苦

鉴于养生保健的对象多为健康、亚健康人群或病症轻微的早期患者，抑或是中老年朋友，所以应尽量选择相对安全有效而痛苦较少的针灸刺激方法。具体要求有如下三点：

（1）刺激方法要适宜：宜多采用艾灸、穴位激光照射、穴位磁疗法、穴位敷贴疗法以及耳穴压丸法等不易出现意外事故且无痛苦或痛苦较轻的方法。如用针法，毫针亦宜细针、浅刺，或用手指等按压腧穴；艾灸多采用艾炷灸中的隔物灸、艾条灸的温和灸以及针灸结合的温针灸等。

（2）穴位选择少而精：养生保健的针灸法，每次取穴不宜过多，一般以每次3～5个穴位为原则。如要调理整体机能者，可选几个穴位为一组，以增强其效果。在具体应用中，可酌情而定。

（3）刺激量小强度轻：针灸养生施用针灸手法时，应尽量采用刺激量小、刺激强度轻、刺激时间短、损失度小、容易接受的方法和手法，以既能使调理者或自我养生者接受又可达到养生保健目的为原则。

3. 注意某些身体禁忌：对于某些身体情况，如过饥、过饱、酒醉、大怒、大惊、劳累过度等，或身体极度虚弱者，则不宜针灸。对伴有某些疾病，如高热、高血压危象、肺结核晚期、大量咯血、呕吐、严重贫血、急性传染性疾病、皮肤痈疽疮疖并有发热者，均不宜使用艾灸。

（二）按摩养生应用原则

1. 应用有度：施术或自我按摩手法的要求是能够达到频率恒定、着实有力、手法连贯、刚柔相济。

2. 应用有节：施术或自我按摩时间和用量安排妥当，应根据年龄、体质而定。一般每日1～2次，每次半小时即可。手法宜先轻后重，先慢后快。

3. 应用有序：每次施术或自我按摩应自上而下，自外而内，自前而后，有序操作。此外,按摩养生要熟知经络穴位,取穴宜少而精,不可急于求成,不要半途而废。

第二节 针灸养生常用方法

一、针刺养生法

针刺养生法,是选用毫针刺激一定的穴位,运用迎、随、补、泻等手法以激发经气,促使人体新陈代谢功能旺盛,达到强壮身体、益寿延年目的的养生方法。

针刺养生与针刺治病的方法虽基本相同,但着眼点不同。针刺治病着眼于纠正机体阴阳、气血的偏盛偏衰,而针刺养生则着眼于强身健体、增进机体代谢能力,旨在养生延寿。也正因为二者的着眼点不同,反映在用针、选穴上亦有一定差异,所以作为中老年人自我或家庭针刺养生,宜选用非破皮刺法,即用手指、笔尖、火柴棍等按压腧穴,激发经气,同时选穴亦不宜过多,且要以具有强壮功效的穴位为主;用针的手法、刺激的强度亦宜适中。

(一)针刺养生的方法

1. 针刺配穴

针刺养生可选用单穴,也可选数穴为一组进行。单纯增强机体某一种功能,可选单穴,以突出效果;欲调理整体功能,可选一组穴位,以增强效应。

2. 针刺方法

针刺养生施针宜和缓,刺激宜适中。得气即可,按压时间不宜过长。老年人施针时,更应谨慎小心。

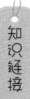

得气

得气又称气至、针感,是指针刺腧穴后,针刺部位获得的经气感应,即针刺部位感到的酸、麻、重、胀、热、凉、痒、痛、蚁行等感觉和不同程度的感应扩散、传导。

得气是取得针刺疗效的重要因素,得气说明针刺起到了激发经气、疏通经络、调和气血的作用。一般来说,得气迅速,疗效较好;得气迟缓,疗效较差。

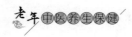
3. 针刺禁忌

身体虚弱者,不宜针刺;饥饿、酒醉、大怒、受惊、过度劳累时,亦不宜针刺。

（二）常用针刺保健穴位

1. 足三里

【取穴】外膝眼下3寸(同身寸),胫骨外侧1横指处。(参见图8-1)

【作用】健运脾胃,补中益气,增强体质,延年益寿。为强壮要穴。

【针法】垂直刺激,持续1～3分钟,针感以向四周扩散或向足背扩散为宜。手法宜轻捷。

2. 曲池

【取穴】肘横纹外侧端与肱骨外上髁之中点处,屈肘取之。(参见图8-2)

【作用】祛风解表,调和营血,降泄逆气,强壮明目。用于预防老年视力减退,巩固牙齿,调整血压,并有预防感冒等作用。

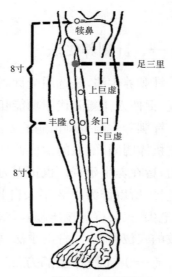

图8-1 足三里

【针法】垂直或微斜向上肢远端刺激,持续1～3分钟。针感以向上肢远端扩散为主,刺激强度宜适中。

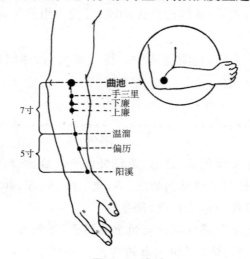

图8-2 曲池

3. 三阴交

【取穴】内踝尖直上3寸,当胫骨后缘处。(参见图8-3)

【作用】健脾益肾,疏肝调经。本穴对增进腹腔脏器尤其是生殖系统健康有较重要的作用,用于防治男性之性功能障碍、妇女之经带疾病。

【针法】垂直刺激,持续1～3分钟,针感以局部酸胀为宜。

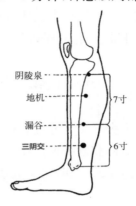

图8-3 三阴交

4. 关元

【取穴】腹正中线上,脐下3寸处。(参见图8-4)

【作用】强身健体。为保健要穴。

【针法】垂直刺激,持续1～3分钟,针感以如线状向会阴部放射为宜。

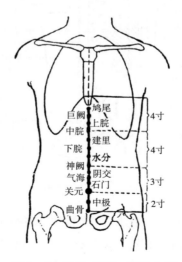

图8-4 关元、气海、中极、中脘

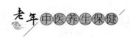

5.气海

【取穴】腹正中线上,脐下 1.5 寸处。(参见图 8-4)

【作用】培补元气,固益肾精。为防病强身要穴。

【针法】垂直刺激,持续 1～3 分钟,针感以如线状向会阴部放射为宜。

6.中极

【取穴】腹正中线上,脐下 4 寸处。(参见图 8-4)

【作用】益肾兴阳,通经止带。用于预防妇产科病症及防治男性性功能紊乱。

【针法】垂直刺激,持续 1～3 分钟,针感以如线状向会阴部放射为宜。

7.脾俞

【取穴】第十一胸椎棘突下旁开 1.5 寸处。(参见图 8-5)

【作用】调理脾气,运化水谷,和营统血。用于预防脾胃疾患及强壮身体。

【针法】垂直刺激或从旁边 1cm 处向穴位处刺激,持续 1～3 分钟,针感以局部酸胀或向肋间放射为宜。

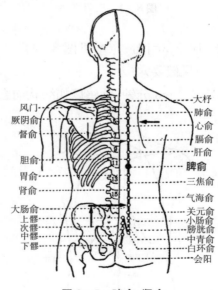

图 8-5 脾俞、肾俞

8.内关

【取穴】腕横纹正中直上 2 寸处,伸臂仰掌,两筋间取之。(参见图 8-6)

【作用】宁心通络,调血和营。本穴有明显的改善冠脉循环、调整心脏功能、调节血脂代谢的作用,为预防冠心病的要穴。

【针法】垂直或微向肩部方向刺激,持续 1～3 分钟,针感以局部酸胀或向肩部放射为宜。

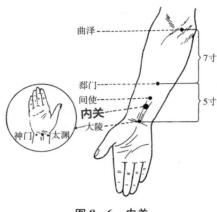

图 8-6　内关

9. 神门

【取穴】腕掌侧横纹尺侧端,尺侧腕屈肌腱的桡侧凹陷处。(参见图 8-7)

【作用】宁心安神,疏经通络。本穴有调整心脏功能、调治神志病的作用。

【针法】垂直刺激,持续 1～3 分钟,针感以局部酸胀或向指端放射为宜。

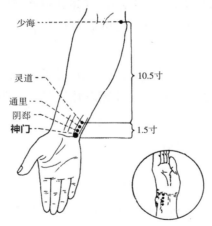

图 8-7　神门

二、艾灸养生法

艾灸养生法,是选用艾条或艾炷在身体某些特定穴位上施灸,达到调和气血、温通经络、煦养脏腑、益寿延年目的的养生方法。

艾灸养生,流传已久。在《黄帝内经》中,已经阐述艾灸与养生的关系,宋代

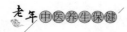

窦材《扁鹊心书》指出："人于无病时,常灸关元、气海、命门、中脘,虽未得长生,亦可得百余岁矣。"说明古代养生家在运用灸法进行养生方面,已有丰富的实践经验。时至今日,艾灸养生仍是广大民众所喜爱的行之有效的养生方法。

(一)艾灸养生的方法

1.艾灸方法

艾灸养生多为艾条灸,有直接灸、间接灸和悬灸等方式。根据施灸者体质情况及所需养生要求选好穴位,将点燃的艾条或艾炷对准穴位,使局部感到温和的热力,以感觉温热舒适并能耐受为度。一般情况下可以先灸上部,后灸下部,先背后腹,先头身后四肢,但在特殊情况下,可以灵活运用。

2.艾灸时间

艾灸时间一般为3～5分钟,长到10～15分钟。养生艾灸时间可略短,病后康复施灸时间可略长。春、夏二季,施灸时间宜短,秋、冬宜长。四肢、胸部施灸时间宜短,腹部、背部宜长。老年人、妇女施灸时间宜短。

3.灸后处理

施灸后局部皮肤仅有微红灼热现象的,很快就可消失,无须处理;如因施灸过重,皮肤出现小水疱,只需注意不擦破,可任其自愈;如水疱较大,可用消毒针刺破放出水液;如有化脓现象,要保持清洁,可用敷料保护灸疮,待其吸收愈合。

4.艾灸禁忌

艾灸养生,应注意三点:一是不宜在过饱、过饥、酒醉的情况下施灸;二是颜面部不宜施疤痕灸;三是患病后不论外感发热还是阴虚发热,凡脉象数者,均不宜灸。

(二)常用艾灸保健穴位

1.足三里

【取穴】参见图8-1。

【作用】现代临床观察,可预防中风、冠心病及流感等传染病。

【灸法】麦粒至黄豆大艾炷灸,3～9壮。艾条灸,每次15～20分钟。

2.神阙

【取穴】脐窝正中处。

【作用】温阳救逆,利水固脱。为保健要穴。现代用于调节肠胃功能、提高免疫力、延缓衰老、预防中风。

【灸法】黄豆至枣核大艾炷隔盐灸,5～30壮。艾条灸,每次15～20分钟。

106

3. 膏肓

【取穴】第四胸椎棘突下,旁开 3 寸处。(参见图 8 - 8)

【作用】健脾益胃,培补肾元。为防病延年的要穴。

【灸法】黄豆大艾炷灸,3～7 壮。艾条灸,温和灸,每次 15～20 分钟。

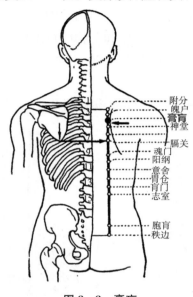

附分
魄户
膏肓
神堂
膈关
魂门
阳纲
意舍
胃仓
肓门
志室

胞肓
秩边

图 8 - 8　膏肓

4. 中脘

【取穴】腹正中线上,脐上 4 寸处。仰卧,在胸骨剑突至脐心连线中点取之。(参见图 8 - 4)

【作用】调理脾胃,增强食欲。为防病健身要穴。

【灸法】黄豆大艾炷灸,3～7 壮。艾条灸,温和灸,每次 15～20 分钟。

5. 涌泉

【取穴】足底中线之前、中 1/3 处。脚趾蹈曲,在前脚掌心凹陷处取穴。(参见图 8 - 9)

【作用】补肾壮阳。有增强体质和延年益寿的作用。

【灸法】艾条灸,温和灸,每次 10～20 分钟。

6. 肾俞

【取穴】第二腰椎棘突下旁开 1.5 寸,即命门穴旁开 1.5 寸。(参见图 8 - 5)

【作用】调肾强腰,聪耳明目。有保健抗老的作用。

【灸法】艾条灸,温和灸,每次15～20分钟。

7.大椎

【取穴】后正中线上,第七颈椎棘突下。俯首时,当项后隆起最高处下缘凹陷中即为该穴。(参见图8-10)

【作用】清热解表,截疟止痫。现代用于预防各类急性传染病及慢性支气管炎、哮喘的发作和药物的毒副作用。

【灸法】艾条灸,温和灸,每次15～30分钟。

8.身柱

【取穴】背部,第二胸椎棘突下。(参见图8-10)

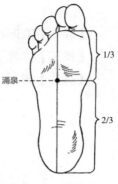

图8-9 涌泉

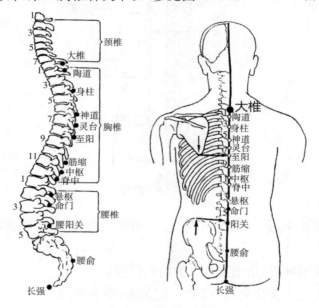

图8-10 大椎、身柱

【作用】宣肺清热,宁神镇咳。用于预防疲劳与药物毒副作用等。

【灸法】麦粒大艾炷灸,3～7壮。艾条灸,温和灸,每次15～20分钟。

9.百会

【取穴】头顶,前发际正中直上5寸;或两耳间连线中点处。(参见图8-11)

【作用】苏厥开窍,升阳固脱。本穴是多经交会之处,百病皆治。

【灸法】艾条灸,温和灸,每次15～20分钟。

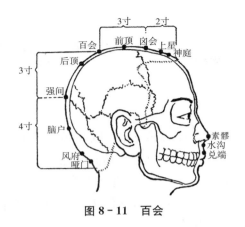

图 8-11　百会

第三节　按摩养生常用方法

按摩,古称按跷,明清时期称为推拿。按摩养生法,是运用手和手指的技巧,按摩人体一定部位或穴位,或配合特定肢体活动,疏通气血,平衡阴阳,调节人体生理、病理状况,达到防病治病目的的一种养生保健方法。

按摩养生法简便易行、安全可靠,历来受到养生家的普遍重视,并被作为强身健体、益寿延年的方法,成为深受广大民众喜爱的养生保健手段。

一、常用按摩手法

(一)按法

1.操作方法

以拇指或掌根等在人体一定的部位或穴位上逐渐向下用力按压,按而留之。适用于全身各部位。按法又分指按法、掌按法、屈肘按法等。

(1)指按法:接触面较小,刺激的强弱容易控制调节,不仅可开通闭塞、散寒止痛,而且能保健美容,是最常用的按摩养生手法之一。

(2)掌按法:接触面较大,刺激也较缓和,适用于调理面积较大而较为平坦的部位,如腰背部、腹部等。

(3)屈肘按法:用屈肘时突出的鹰嘴部分按压体表,此法压力大,刺激强,故仅适用于肌肉发达厚实的部位,如腰臀部等。

视频 8-1　按法

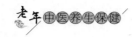

2.功效作用

按法常与揉法结合应用,组成按揉复合手法。按法具有放松肌肉、开通闭塞、活血止痛的作用。

(二)摩法

1.操作方法

以掌面或指面附着于人体穴位表面,以腕关节连同前臂做顺时针或逆时针环形有节律的摩动。摩法多用于胸腹、胁肋部,又分为指摩法、掌摩法、掌根摩法等。

视频8-2 摩法

(1)指摩法:用食指、中指、无名指面附着于一定的部位上,以腕关节为中心,连同掌、指做节律性的环旋运动。

(2)掌摩法:用掌面附着于一定的部位上,以腕关节为中心,连同掌、指做节律性的环旋运动。

(3)掌根摩法:用掌根部大鱼际、小鱼际着力在身体上进行摩动,摩动时各指略微翘起,各指间和指掌关节稍稍屈曲,以腕力左右摆动。操作时可以两手交替进行。

2.功效作用

摩法具有宽胸理气、健脾和胃、增强食欲的作用。

(三)推法

1.操作方法

以四指并拢,紧贴于皮肤上,单方向直线移动。推法多用于人体头面部、颈部及肢体远端,可分为平推法、直推法、旋推法、合推法等。现仅以平推法说明之。平推法又分为指平推法、掌平推法和肘平推法。

视频8-3 推法

(1)指平推法:用拇指指面着力,其余四指分开助力,按经络循行方向或与肌纤维平行的方向推进。此法常用于肩背、胸腹、腰臀及四肢部。

(2)掌平推法:用手掌平伏在皮肤上,以掌根为重点,向一定方向推进,也可双手掌重叠并向一定方向推进。此法常用于面积较大的部位。

(3)肘平推法:屈肘后用鹰嘴突部着力向一定方向推进。此法刺激力量强,仅适用于肌肉较丰厚发达的部位,如臀部及腰背脊柱两侧膀胱经等部位。

2.功效作用

推法具有活血通络、解痉止痛、散瘀消肿的作用。

（四）拿法

1.操作方法

捏而提起谓之拿，是用大拇指和其余手指置于人体一定部位或穴位上，做对称用力，一松一紧地拿按。拿法多用于颈项、肩部、四肢等部位或穴位，且常作为按摩的结束手法使用。

视频 8-4　拿法

2.功效作用

拿法具有祛风散寒、疏经通络、开窍止痛等作用。

（五）揉法

1.操作方法

用手指螺纹面或掌面附于人体穴位上，做轻而缓和的回旋揉动。揉法适用于全身各部，又分为指揉法、鱼际揉法、掌根揉法等。

视频 8-5　揉法

（1）指揉法：用拇指或中指或食指、中指、无名指指面或指端轻按在某一穴位或部位上，做轻柔的小幅度环旋揉动。

（2）鱼际揉法：用手掌的大鱼际部分附于一定的部位或穴位上，做轻柔的环旋揉动。

（3）掌根揉法：用掌根部着力，手腕放松，以腕关节连同前臂做小幅度的回旋揉动。

2.功效作用

揉法具有宽胸理气、消积导滞、活血化瘀、消肿止痛的作用。

（六）擦法

1.操作方法

用手掌的大鱼际、掌根或小鱼际附着在人体一定部位，进行直接来回摩擦，使之产生一定热量。

视频 8-6　擦法

2.功效作用：擦法具有益气养血、活血通络、祛风除湿、温经散寒的作用。

（七）点法

1.操作方法

用拇指顶端，或中指、食指、拇指之中节，点按人体某

视频 8-7　点法

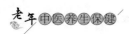

一部位或穴位。

2.功效作用

点法具有开通闭塞、活血止痛、调节脏腑功能等作用。

（八）击法

1.操作方法

用拳背、掌根、掌侧小鱼际、指尖或用桑枝棒叩击人体体表。击法可分为拳击法、掌击法、小鱼际击法（又称侧击法）、指尖击法与棒击法等。其中拳击法常用于腰背部，掌击法常用于头顶、腰臀及四肢部，侧击法常用于腰背及四肢部，指尖击法常用于头面、胸腹部，棒击法常用于头顶、腰背及四肢部。

视频 8 - 8　击法

2.功效作用

击法具有疏经通络、调和气血的作用。

（九）搓法

1.操作方法

用双手的掌面或掌侧挟住人体一定部位，相对用力做快速搓揉，同时做上下往返移动。此法适用于四肢及胁肋部。

视频 8 - 9　搓法

2.功效作用

搓法具有调和气血、疏通经络、放松肌肉等作用。

（十）捻法

1.操作方法

以一手的拇指和食指捏住人体另一手的手指，做对称用力捻动，适用于手指、手背及足趾。

视频 8 - 10　捻法

2.功效作用

捻法具有理经通络、滑利关节的作用。

（十一）掐法

1.操作方法

用拇指或食指指甲在人体一定穴位上反复掐按，常与揉法配合使用。

视频 8 - 11　掐法

2.功效作用

掐法具有疏通经脉、镇静、安神、开窍的作用。

（十二）抖法

1.操作方法

用双手握住人体上肢或下肢远端,用微力做连续的小幅度的上下连续颤动,使关节有松动感,常与搓法合用,作为结束手法使用。抖法可分为上肢抖法和下肢抖法。

视频 8－12　抖法

2.功效作用

抖法具有疏通经络、滑利关节的作用。

二、常见部位按摩

按摩养生法多以自我按摩为主,简便易行,行之有效。以下简要介绍一些传统的部位保健按摩法。

（一）摩面

1.操作方法

两掌心相互搓热,中指从鼻两侧沿鼻梁上抹,经眉头至前额,然后放平四指,分推至两额角,再用两掌心从上而下摩面颊,如浴面状 20～30 次。

2.功效作用

提神醒脑,改善血行,美容保健。

（二）熨目

1.操作方法

两手搓热后,将手掌放于两目之上,如此反复熨眼 3 次。然后,用食指、中指、无名指轻轻按压眼球,稍停片刻。

2.功效作用

养睛明目。常用此法,可使眼睛明亮有神,不生眼部病痛。

（三）搓鼻

1.操作方法

先将屈曲的拇指关节相互搓热,然后从两侧鼻翼开始沿鼻梁搓至目内眦下,反复搓 30 次;再用屈曲的拇指关节分别按揉迎香穴 30 次;用一手的拇指、食指相对揉捏两鼻翼至鼻根 3～5 遍,再用一手的食指、中指面置两鼻孔下缘做上下揉动 30 次;然后,用一手的拇指指甲掐鼻中隔和人中各 5 次。

2.功效作用

宣肺通窍。常用此法,有预防感冒和鼻炎的作用。

(四)叩齿

1.操作方法

晨起前静心凝神,嘴唇轻闭,上下门齿相叩 36 次,两侧臼齿相叩 36 次。

2.功效作用

生津固齿,健脾和胃。常用此法,有预防牙病和消化不良的作用。

(五)鸣天鼓

1.操作方法

(1)掩耳:用两手掌根使耳壳前后对折,紧按耳孔,两手食指、中指轮流轻击风池穴处 20～30 次,用掌心掩按耳孔后骤然抬离,反复开闭 10～20 次;两手食指插入耳孔内转动 3 次,再骤然拔出 3～5 次。

(2)摩耳轮:两手掌同时摩擦两耳壳 20～30 次,两手食指屈曲的第二节摩耳轮 20～30 次。两手食指指面同时按揉两侧耳壳的耳甲艇、耳甲腔各 10～20 次。

(3)提耳郭:两手拇指、食指同时向上提耳郭 20～30 次。

(4)捋耳垂:两手拇指、食指同时向下牵捋耳垂 20～30 次。

2.功效作用

疏通经络,调和气血,补肾健脑。常用此法,有预防头痛、头昏、眩晕、健忘、耳病、目疾的作用。

(六)摩头

1.操作方法

两手五指屈曲,从前额沿头顶至枕部推 40～50 次,如梳头样;用一手指端自前额向项后部按揉 3～5 遍;两手指屈曲,指端均匀地轻轻叩击头顶部;两手抓握头发向上提抖 3～5 次;两手拇指在玉枕穴处,横向按揉 20～30 次,再按揉风池穴 3～5 次;两手十指交叉,抱枕骨部,掌心做一紧一松的相对用力 10～20 次。

2.功效作用

畅通任督,调和阴阳,祛风止痛,健脑护发。常用此法,有预防头痛、健忘、脱发的作用。

（七）撮颈前

1. 操作方法

用一手的拇指和其余四指分别放在颈部两侧，掌心贴喉结从上向下抹搓20～30次，再用中指揉天突穴5～10次。

2. 功效作用

通气祛痰。常用此法，有预防咽炎、喉炎的作用。

（八）推桥弓

1. 操作方法

用右手推左颈部，自乳突往下至肩内侧；再用左手推右颈部，自乳突往下至肩内侧。反复操作5～10次。

2. 功效作用

降逆泻火。常用此法，有预防高血压病、头痛的作用。

（九）摩胸腹

1. 操作方法

用右手掌从右乳上方，手指并拢，用力向下推至左侧腹股沟处；再用左手从左乳上方同样用力推至右侧腹股沟处。反复操作10～20次。

2. 功效作用

运气开积，消食化痰。

（十）摩心前区

1. 操作方法

左手按于心前区，右手按在左手上，沿顺时针方向、逆时针方向各摩动40～50次。

2. 功效作用

益气强心，缓急止痛。常用此法，有预防冠心病、高血压病的作用。

（十一）摩脐

1. 操作方法

用左手掌心贴脐部，右手按于左手手背上，做顺时针方向旋转揉动100～200次。

2. 功效作用

温阳固脱，益精壮元。常用此法，有防治五更泻、遗尿的作用。

（十二）擦少腹

1. 操作方法

两手小鱼际紧贴天枢穴，做向腹股沟方向的上下擦动 30～40 次，以发热为度。

2. 功效作用

疏肝理气，补肾益精。常用此法，有防治妇科疾病、大便秘结的作用。

（十三）摩腹

1. 操作方法

右掌心贴住腹部顺时针方向摩动 30 次，再用左掌心贴住腹部做逆时针方向摩动 30 次，反复交替操作 5 次。

2. 功效作用

固本培元，延年益寿。常用此法，有预防胃脘胀满、腹泻或便秘的作用。

（十四）强腰功

1. 操作方法

两手搓热后紧按肾俞穴，稍待片刻后用力向下搓至尾椎部，两手一上一下往返搓 50～100 次；两手叉腰，用拇指面紧按腰眼，旋转按揉，以感酸胀为宜；用右掌心按在命门穴上下搓动 20～30 次。

2. 功效作用

补肾培元，强身益寿。常用此法，有防治腰痛的作用。

（十五）旋腰功

1. 操作方法

端坐在方凳上，全身放松，两脚分开，与肩同宽，以腰椎为轴心做前俯、后仰、左旋、右旋的运动各 5～10 次。

2. 功效作用

补肾壮腰，疏通经络。常用此法，有预防腰肌劳损、腰椎间盘突出症的作用。

（十六）擦手

1. 操作方法

两手搓热，左手紧贴右手背摩擦 10～20 次，以发热为度，再用右手紧贴左手背摩擦 10～20 次。

2.功效作用

调气和血。常用此法,有预防手指麻木、冷痛及冻疮的作用。

（十七）擦臂

1.操作方法

用右手掌从左胸沿上肢前臂内侧向上擦至腋下,再用右手掌按在左肩外侧从上向下擦至左上肢前臂,反复操作 20～30 次;换左手掌擦右上肢。

2.功效作用

通经活络。常用此法,有预防肩臂麻木、酸痛的作用。

（十八）擦腿

1.操作方法

两手虎口相对抱一侧大腿,从大腿根部用力向下擦至踝部,然后再从踝部向上擦至大腿根部,反复操作 10～20 次。用同法擦另一侧下肢。

2.功效作用

祛风散寒,通经活络,滑利关节。

（十九）按揉足穴

1.操作方法

两手拇指在两下肢的伏兔、鹤顶、阴陵泉、足三里、三阴交等穴依次先按后揉,每穴按 3～5 次,揉 30～50 次。

2.功效作用

调和阴阳,理气活血,健脾温中。

（二十）摇踝关节

1.操作方法

取正坐位,先将左腿搁右大腿上,左手抓踝,右手抓脚,做向内、向外的旋转各 20～30 次,左右脚交替。

2.功效作用

滑利关节,强筋健骨。

（二十一）擦涌泉

1.操作方法

取盘坐位,先用右手擦左脚涌泉穴 100 次,再用左手擦右脚涌泉穴 100 次,亦可用拇指按揉涌泉穴 20～30 次。

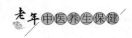

2. 功效作用

引火归元,滋阴育阳,安神宁志,活血通络。

(二十二)捶背

1. 操作方法

捶背分自己锤打及他人捶打两种。

(1)自己捶打:两腿开立,全身放松,双手半握拳,自然下垂。捶打时,先转腰,两拳随腰部的转动,前后交替叩击背部及小腹。左右转腰为 1 次,可连续做 30~50 次。捶打顺序为先下后上,再自上而下。

(2)他人捶打:坐、卧均可。坐时,身体稍前倾;卧时,取俯卧位,两臂相抱,枕于头下。术者用双拳沿脊背上下轻轻捶打,用力大小以捶击身体时震而不痛为度。从上而下为 1 次,可连续捶打 5~10 次。

2. 功效作用

行气活血,和调脏腑,疏经通络,益肾强腰。

(潘道友 余 策)

第九章　其他养生法

————————— 学习目标 —————————

学习目的:通过对拔罐、刮痧、耳贴等养生法的学习,认识其对于增进人体健康的重要作用,掌握拔罐、刮痧、耳贴等常用养生法。

知识要求:了解拔罐、刮痧、耳贴等养生法的作用机制,熟悉拔罐、刮痧、耳贴等养生法的概念、注意事项,掌握拔罐、刮痧、耳贴等养生法。

能力要求:通过实践,初步掌握拔罐、刮痧、耳贴等养生法。

本章介绍拔罐、刮痧、耳贴等其他养生方法。

第一节　拔罐养生法

拔罐养生法,是一种以罐具吸拔具有保健作用的腧穴或部位,产生良性刺激,促使局部皮肤充血、瘀血,以此起到疏通气血、拔出病邪的作用,进而达到扶正祛邪、防治疾病目的的养生方法。

知识延接

拔罐器具与抽气罐

拔罐器具:临床上罐的种类很多,常用的罐具有竹罐、陶罐、玻璃罐和抽气罐等。

抽气罐:是用有机玻璃或透明工程塑料制成的、形如吊钟、上置活塞便于抽气的罐具。其优点是不用点火,不会烫伤,使用安全,可随意调节罐内负压,控制吸力,同时方便观察等,是家庭自我养生非常适用的拔罐器具。

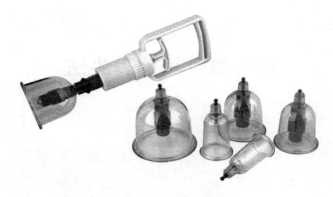

图 9-1 抽气罐

一、作用机制

拔罐养生法有开泄腠理、扶正祛邪的作用。当人体受到外界病邪的侵袭或情志内伤后,可导致脏腑功能失调,产生瘀血、痰涎、宿食、水饮、邪火等病理产物,这些病理产物又成为新的致病因素,走窜机体,逆乱气机,瘀阻经脉,滞留脏腑,最终影响健康,导致种种病症。拔罐产生的真空负压有一种较强的吸拔之力,其吸拔力作用在经络穴位或相关部位上,可将毛孔吸开并使皮肤充血,使体内的病理产物从皮肤毛孔中被吸出,使经络、气血得以疏通,脏腑功能、机体阴阳得以调整,达到扶正祛邪、防治疾病的养生疗疾目的。

二、基本方法

拔罐养生常用的方法约有五类。

(一)增加活力法

1.取穴

劳宫、涌泉、三阴交、足三里。

2.功用

具有振奋阳气、清心泻火、宽胸利气、增加活力的功能。经常在此拔罐可解除疲劳,保持精力的旺盛。

(二)祛除浊气法

1.取穴

涌泉、足三里。

2.功用

具有祛除体内湿毒浊气、通畅经络气血的作用。经常在此拔罐可使精力充沛、神清气爽，进而促进身体健康、延缓衰老。

（三）疏通经络法

1.任督二脉透罐法

任督二脉透罐法是对传统腹背阴阳配穴法的继承和发展。本法具有通透全身阴经与阳经、平衡阴阳的作用，对人体五脏六腑均有防病治病的效果。

2.背俞穴及华佗夹脊穴透罐法

背俞穴及华佗夹脊穴纵贯整个颈背腰部，五脏六腑之经气均在此流通。本法具有疏通五脏六腑经气、调整全身气血经络、增强机体抗病能力的作用，对颈椎病、腰椎病有明显的调理效果。

（四）培补元气法

1.取穴

关元、气海、命门、肾俞。

2.功用

具有培补元气、益肾固精的作用。经常在此拔罐可使身体强健、寿命绵长。

（五）调补精血法

1.取穴

三阴交、气海、肾俞、心俞。

2.功用

具有调补肝脾肾脏、滋益精血的作用。经常在此拔罐可使先天之精旺盛、后天气血充足，从而达到健康长寿之效果。

三、注意事项

(1)拔罐前不宜过于劳累或饮酒，以免影响效果。

(2)拔罐时应避开风口，防止受凉。

(3)每次调理时留罐的时间为10～15分钟。

(4)用火罐时应注意勿灼伤或烫伤皮肤。

(5)人体的眼、耳、脐、心脏搏动处及毛发过多的部位等不宜拔罐。

(6)存在溃疡、水肿的部位不宜拔罐。

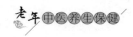

第二节　刮痧养生法

刮痧养生法，是以器具刮拭具有保健作用的腧穴或部位，通过疏通经络、促进代谢、调整阴阳等作用，起到强身健体、祛病延年作用的养生方法。

一、作用机制

刮痧养生法有疏经通络、活血祛瘀、调整阴阳的作用。刮痧是以中医皮部理论为基础，通过良性刺激，使刮拭处充血，改善局部微循环，起到祛除邪气、祛风散寒、清热除湿、活血化瘀、通络止痛的作用，以增强机体自身潜在的抗病能力和免疫机能，从而达到扶正祛邪、防病治病的目的。另外，刮痧对内脏有明显的调整阴阳平衡的作用。如肠蠕动亢进者，在腹部和背部等处使用刮痧操作可使亢进状态受到抑制而恢复正常，而肠蠕动功能减退者则可用刮痧促进其蠕动恢复正常，说明刮痧可以改善和调整脏腑功能，使脏腑阴阳得到平衡。

二、基本方法

（一）头部

1. 全头部

头部有头发覆盖，可在头发上以刮痧板厚面部，用厉刮法刮拭，不必涂刮痧润滑剂。为增强刮拭效果，可以刮痧板薄面部边缘或角部刮拭。每个部位刮30 次左右，刮至头皮有发热感为宜。

2. 太阳穴

太阳穴用刮痧板角部从前向后或从上向下刮拭。

3. 头两侧

刮痧板竖放在头维穴至下鬓角处，沿耳上发际向后下方刮至后发际处。

4. 头顶部

对头顶部，以百会穴为界，向前额发际处或从前额发际处向百会穴处，由左至右依次刮拭。

5. 后头部

对后头部，从百会穴向下刮至后颈部发际处，从左至右依次刮拭。风池穴处可用刮痧板角部刮拭。也可以百会穴为中心，向四周呈放射状刮拭。

6.全息穴区

对额顶带，从前向后或从后向前刮拭。对顶枕带及枕下旁带，从上向下刮拭。对顶颈前斜带或顶颞后斜带及顶后斜带，从上向下刮拭。对额中带、额旁带，上下或左右方向刮拭均可。全息穴区的刮拭采用厉刮法。

（二）面部

对面部，由内向外按肌肉走向刮拭。面部出痧影响美观，因此手法须轻柔，忌用重力、大面积刮拭。眼、口腔、耳、鼻病的调理须经受术者同意，才可刮出痧。刮拭的力度、方向、角度、次数均以刮拭方便和受术者能耐受为准则。

（三）背部

对背部，由上向下刮拭。一般先刮后背正中线的督脉，再刮两侧的膀胱经和夹脊穴。对肩部，应从颈部分别向两侧肩峰处刮拭。用全息刮痧法时，先对穴区内督脉及两侧膀胱经附近的敏感压痛点采用局部按揉法，再从上向下刮拭穴区内的经脉。

（四）胸部

胸部正中线任脉天突穴到膻中穴，用刮痧板角部自上向下刮拭。胸部两侧以身体前正中线任脉为界，分别向左右（先左后右），用刮痧板整个边缘由内向外沿肋骨走向刮拭，注意避开乳头部位。中府穴处宜用刮痧板角部从上向下刮拭。

（五）腹部

对腹部，由上向下刮拭。可用刮痧板的整个边缘或 1/3 边缘，自左侧依次向右侧刮。有内脏下垂者，应由下向上刮拭。

（六）四肢

对四肢，由近端向远端刮拭，有下肢静脉曲张及下肢水肿的患者，应从肢体末端向近端刮拭，在关节骨骼凸起部位应顺势减轻力度。

三、注意事项

（1）夏季刮痧时，应避免风扇、空调直接吹向刮拭部位。刮痧出痧后 30 分钟内忌洗凉水澡。前一次刮痧部位的痧斑未退之前，不宜在原处进行再次刮拭

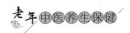

出痧。刮痧出痧后最好饮一杯温开水，并休息 15～20 分钟。

（2）过度饥饱、过度疲劳、醉酒者不可接受重力、大面积刮痧，否则会引起虚脱。

（3）眼睛、口唇、舌体、耳孔、鼻孔、乳头、肚脐等部位禁止刮痧。因为刮痧会使这些部位充血，而且不易康复，所以这些部位禁止刮痧。

（4）有出血倾向者，接触性皮肤病者，体表有疖肿、破溃、疮痈、斑疹和不明原因包块者，以及急性扭伤、创伤的疼痛部位或骨折部位，禁止刮痧。

（5）有严重心脑血管疾病、肝肾功能不全、全身水肿者禁止刮痧。由于刮痧会使人皮下充血、血液循环加速，可增加心肺、肝肾的负担，加重患者的病情，甚至危及生命，因此罹患上述病症的中老年人禁止刮痧。

第三节　耳贴养生法

耳贴养生法即耳穴贴压养生法，是以耳穴贴压为基础，选取具有保健调理作用的腧穴或反应点进行贴压，以达强身健体、防治疾病目的的养生方法。

一、作用机制

中医学认为，耳朵并不是单独的、孤立的听觉器官，而是一个人体的全息胚，全身五脏六腑、五官九窍、四肢百骸都通过经络与耳密切联系，因此《灵枢·口问篇》曰："耳者，宗脉之所聚也。"《灵枢·邪气脏腑病形篇》云："十二经脉，三百六十五络，其血气皆上于面而走空窍。"因此，通过对耳朵上的耳穴进行贴压，可调节人体脏腑的生理功能，以达强身健体、防治疾病的养生目的。（参见图9-2）

二、基本方法

（一）操作方法

取表面光滑近似圆球状或椭圆状的中药王不留行籽或小绿豆等，贴于 $0.6 \text{cm} \times 0.6 \text{cm}$ 的小块胶布中央，然后对准耳穴贴紧并稍加压力，让使用者耳朵感到酸麻胀痛或发热。贴后嘱使用者每天自行按压数次，每次 1～2 分钟，每次贴压后保持 3～7 天。

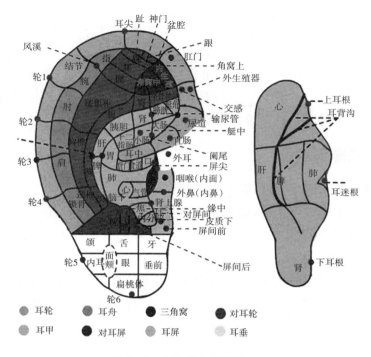

图 9－2 耳穴定位示意图

（二）常用处方

以下介绍几个常用的耳贴养生处方：

1.预防感冒

用拇指、食指相对压迫耳郭上的耳屏，重点按压外鼻、内鼻、咽喉等穴位，要求一压一松，用力适中均匀，有一定痛感，每部位按压 10～30 次，双耳交替进行，4～7天为 1 个疗程。或借助钝头的小木棒或火柴棒，面对镜子，按照耳穴图触压耳郭上的外鼻、耳尖、感冒、枕穴等，以能耐受为度，其他同拇指、食指相对压按法。此法具有很好的预防感冒的作用。

2.防治失眠

用拇指、食指相对，对压耳郭上的三角窝、对耳屏、对耳屏后沟等处，重点按压神门、晕点、脑点、失眠等穴位，每部位揉按 10～30 次，每日 2～4 次，尤以入睡前最为重要，双耳交替进行，4～7 天为 1 个疗程。或用火柴棒代替手法按压。此法对于改善睡眠有显著效果，在睡前按压效果尤其显著。

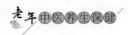

3.调治肥胖症

用拇指、食指相交,对压在耳郭上的三角窝、耳甲艇、屏间切迹、耳屏等处,重点按压便秘点、大肠、内分泌、饥点、肾上腺等穴位。要求一压一松,用力适中、均匀。每部位揉按 10～35 下,每日 3～5 次,尤以饭前、饭后最为适宜。双耳交替,4～7 天为 1 个疗程。也可对着镜子用火柴棒按压,按压强度以能忍受为度。此法经常使用,具有较好的调治肥胖症的作用。

三、注意事项

(1)防止胶布潮湿,以防胶布脱落和皮肤感染。

(2)按压不能过度用力,以个体能承受和不损伤皮肤为宜。

(3)夏季多汗,宜勤换。冬季耳郭冻伤及耳郭有炎症者不宜贴敷。对胶布过敏者不宜用此法。

(4)嘱使用者定时按压,按压后有酸、麻、胀、痛、灼热感者效果好。

(5)扭伤和肢体运动障碍患者在按压时应适当活动患部,以增强疗效。

(廖韧赟)

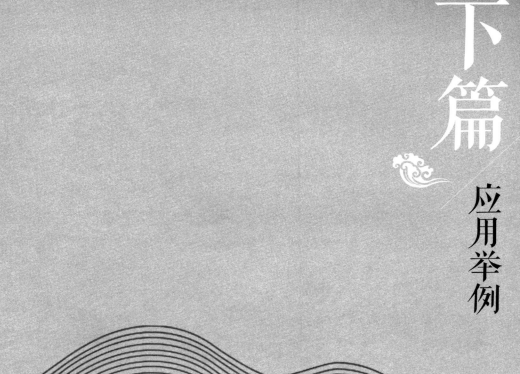

下篇

应用举例

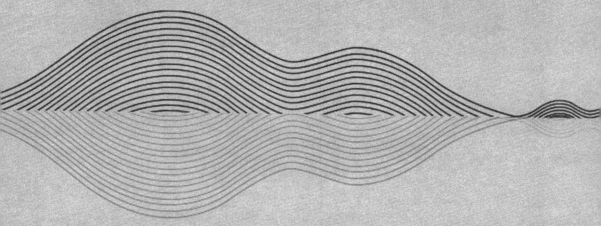

第十章　因时养生

──────── 学习目标 ────────

学习目的：通过对时间、气候与人体关系的学习，充分认识时间、气候与人体的重要关系，掌握四季养生的方法和一日养生的方法。

知识要求：掌握四季养生的方法和一日养生的方法。

能力要求：运用四季养生与一日养生的知识，学会四季与一日的生活起居、饮食调养、精神情志调摄、运动锻炼等养生方法的具体运用。

自然界阴阳的规律性变化，使天地之间各种事物的运动变化都有一定的节律，人与其相应，脏腑气血、精神情志等亦存在着四季转换的年节律、月亮圆缺的月节律、一日昼夜晨昏的日节律等周期性的变化。养生需根据自然界与人体的变化规律，制订相应的措施，因时制宜，才能更好地达到增强体质、祛病延年的目的。

第一节　时间气候与人体

一、时间与人体的关系

（一）时间与人体生理的关系

人体阴阳之气的盛衰消长、经脉气血的循环流注及其脏腑的功能活动等有其明显的规律性，并随着自然界的日月运行、季节变换、昼夜更替而出现周期性的变化，如《灵枢·岁露论》即曰："人与天地相参，与日月相应。"

《素问·四时刺逆从论》之"春气在经脉，夏气在孙络，长夏气在肌肉，秋气在皮肤，冬气在骨髓中"，《素问·脏气法时论》之"肝主春""心主夏""脾主长夏""肺主秋""肾主冬",是从天人相应的观点阐释一年不同季节人体气血的分布特点。《素问·八正神明论》之"天温日明,则人血淖液而卫气浮……天寒日阴,则人血凝泣而卫气沉。月始生,则血气始精,卫气始行;月郭满,则血气实,肌肉坚;月郭空,则肌肉减,经络虚,卫气去,形独居",提出人体气血的运行及盛衰,不仅随季节气候的更替而变化,而且同日照之强弱、月之盈亏密切相关。

另外,人体的生理活动不仅随年、月节律变化,而且日节律、一日时辰变化等对其也有一定的影响。如《素问·生气通天论》指出:"平旦人气生,日中阳气降,日西而阳气已虚,气门乃闭。"说明人体阳气随平旦、日中、日西不同而发生相应的变化;清代陈修园《医学实在易》中《气血注流歌》有云:"肺寅大卯胃辰宫,脾巳心午小未中,膀申肾酉心包戌,亥三子胆丑肝通。"表明人体血气于脏腑经络之中的流注变化,可随着时辰的不同而各有其时应至。

(二)时间与人体疾病的关系

人体生理活动随不同的时间节律而发生相应的调整性及应激性变化,从而保证人体正常的生理功能。然而,这种适应性的变化是有限度的,一旦这种适应能力被超越,就会打乱机体内有序的周期性节律状态,由此即可导致人体阴阳气血、脏腑经络等恒定状态紊乱,出现病理反应,引起疾病。

在时间季节里的"寒暑相推者时之常"的正常转换规律中,人能及时地适应,但自然气候一旦出现反常现象,"非其时而有其气"时,人体就会发生疾病。如《素问·六微旨大论》云:"至而不至,来气不及也;未至而至,来气有余也。"说明自然界气候的季节性时序变化存在着两种异常类型,即按常规的季节时序的周期已到,而相应的自然气候却没有应时而至,或是季节性的时序未至,而不应有的自然气候已至,从而使气候与时序不相协调,打乱机体内有序的周期性节律状态,导致体内阴阳气血、脏腑经络等稳定状态紊乱而出现病理改变。各时序变化都有其特点和规律,除一般疾病外,还常常诱发一些季节病和时令性流行病。如《素问·金匮真言论》言:"春善病鼻衄,仲夏善病胸胁,长夏善病洞泄寒中,秋善病风疟,冬善病痹厥。"清代雷丰《时病论》曰:"春季多春温、风温与伤风,夏季多泄泻、痢疾与寒中,秋季多疟疾、湿温与秋燥,冬季多咳嗽、伤寒与冬温。"

此外,由于人体内存有阴阳盛衰的生物钟节律,因此人体一旦发病,在一日内的病情变化也有一定规律。如《灵枢·顺气一日分为四时》云:"夫百病者,多以旦慧、昼安、夕加、夜甚……朝则人气始生，病气衰，故旦慧。日中人气长，长则胜邪，故安。夕则人气始衰，邪气始生，故加。夜半人气入脏，邪气独居于身，故甚也。"阐明了病情在一日中的变化规律，并从人体阳气的生、长、收、藏的变化阐释了旦慧、昼安、夕加、夜甚的机制。

二、气候与人体的关系

一日昼夜晨昏、一月阴晴圆缺的变化，一年四季风寒暑湿燥火六气的更迭，均为天体运行、日月升降、天地交合综合作用的结果。由于"人以天地之气生，四时之法成（《素问·宝命全形篇》）"，因此不仅时间与人体关系密切，而且天气气候与人体关系亦密切。《灵枢·五癃津液别》曰："天暑衣厚则腠理开，故汗出……天寒则腠理闭，气湿不行，水下留于膀胱，则为溺与气。"提示天气气候与人体生理活动密切相关。《素问·阴阳应象大论》云："天有四时五行，以生长收藏，以生寒暑燥湿风……寒暑过度，生乃不固……故曰：冬伤于寒，春必温病；春伤于风，夏生飧泄；夏伤于暑，秋必痎疟；秋伤于湿，冬生咳嗽。"《素问·至真要大论》云："夫百病之生也，皆生于风寒暑湿燥火，以之化之变也。"说明风寒暑湿燥火六气合于四季，在正常情况下有利于人体的生长发育，对身体健康有益，而六气太过则成为六淫，反而成为引起外感病的致病因素，有可能影响人体的健康。

现代医疗气象学即主要研究天气气温、气压、湿度、气流等气象因素即气候对人体健康影响规律的新兴学科，其与中医学天人相应、因时制宜的观点非常接近，可结合学习。

知识延接

人体舒适度

研究表明，影响人体舒适程度的气象因素主要有气温、湿度与风向、风速等。同时，对反映气温、湿度、风速等综合作用的气象指标，人体感受各不相同。

人体舒适度指数就是建立在气象诸要素对人体综合作用的基础上，较好地反映多数人群的身体感受的综合气象指标或参数。其一般分为9个等级对外发布：

1.4级：人体感觉很热，极不适应，注意防暑降温；

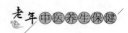

2.3级：人体感觉炎热，很不舒适，注意防暑降温；

3.2级：人体感觉偏热，不舒适，可适当降温；

4.1级：人体感觉偏暖，较为舒适；

5.0级：人体感觉最为舒适，最易接受；

6.—1级：人体感觉略偏凉，较为舒适；

7.—2级：人体感觉较冷（清凉），不舒适，注意保暖；

8.—3级：人体感觉很冷，很不舒适，注意保暖防寒。

9.—4级：人体感觉寒冷，极不适应，注意保暖防寒，防止冻伤。

第二节　四季养生法

顺应四季、四时气候，既是养生防病的原则，又是养生防病的方法。如《素问·保命全形论》指出："人能应四时者，天地为之父母。"《素问·四气调神大论》更从四季"春生""夏长""秋收""冬藏"的规律，提出"春夏养阳，秋冬养阴"的养生原则，以增强体质，提高人体适应自然的能力，取得人与自然的整体统一。所以，人们必须按照不同季节气候特点进行养生保健，如此才能与自然界万物一样在生长收藏的生命过程中运动不息，身心健康，延年益寿。

一、春季养生

春季为四时之首，自然界阳气生发，气候由寒转暖，万物因此复苏，草木发芽，枝叶舒展，天地间焕然一新，万物姿容得以布陈、显现，《素问·四气调神大论》称其为"发陈"。春季是自然界阳气生发之时，天人相应，春季亦是人体阳气生发之时，而春季应于肝脏，故春季也是肝气条畅之际。因此春季养生在生活起居、饮食调养、精神情志调摄、运动锻炼诸方面，都应保养此"生发"之气。

（一）生活起居

1.早卧早起，预防春困

"春眠不觉晓"，多数人在春天总也睡不够，白天也常觉昏昏欲睡、精神不振，这种现象即谓"春困"。春困是因春天阳气回升，气候转暖，人体皮肤血管和毛孔逐渐扩张,体表血流量增加,大脑血液相应减少,以及春季白天逐渐变长而夜间变短,人们睡眠时间相对减少引起的。消除春困,一要保证睡眠,早卧早起,克服消极懒惰的思想情绪;二要积极参加运动锻炼和户外活动,促进血液循环,持之以恒,可使精神饱满、神清气爽;三要适当增加营养,以满足春季因人体代谢旺盛而增加的营养需求;四要保持室内空气流通,少吸烟,如天气不太冷,可适当减些衣服,或用冷水洗脸,都会使困意尽快消除。

2. 防风御寒,预防疾病

春季特别是早春乍暖还寒,气候反复无常。由于刚过冬季,人们大都在居室内度过,对外界的适应能力不足,难以抵挡初春忽冷忽热的多变气候,加上春季毛孔初开、易于感受病邪,春天又是各种病原微生物繁殖、复苏的季节,各种感染性、传染性疾病极易流行。因此春季养生应特别重视"春捂",防风御寒,预防疾病。如民间就有"二月休把棉衣撤,三月还有梨花雪""吃了端午粽,再把棉衣送"等养生箴言。所以在早春从棉衣换到毛衣或者夹衣不要匆忙,要根据天气变化,随热随减,一件一件地减,此外,被褥也不应该马上减薄,以符合"春捂"的养生之道。

（二）饮食调养

1. 减酸增甘,保养脾气

元代丘处机《摄生消息论》指出:"当春之时,食味宜减酸增甘,以养脾气。"春季肝气偏旺,为了避免肝旺克伐脾气而引起脾胃虚弱或脾胃病,应减少助肝的酸味食物而增加补脾的甘味食物。如谷米、红薯、土豆、山药、鸡蛋、鸭蛋、鹌鹑蛋、鸡肉、鸭肉、鹌鹑肉、牛肉、瘦猪肉、鲜鱼、花生、芝麻、红枣、栗子、蜂蜜、胡萝卜、菜花、大白菜、芹菜、菠菜、韭菜、豆芽、豆腐、莲藕、荸荠、蘑菇等均为春季适宜的食物。

2. 不可大补,免生火热

春季不宜大补,尤其是不可多服大辛大热如参类、鹿茸、附子等益气助阳的补药,少饮高度白酒、少食羊肉,以免助热生火。同时,春季也不可过早贪吃冷饮等食品,以免伤胃损中而影响脾胃的消化功能。

3. 忌食发物,少动宿疾

春季万物复苏,一般宿疾如高血压病、哮喘、皮肤病及过敏性疾病等容易在此时因饮食不慎而复发,所以在饮食上应忌食阳热辛香发散的食物,即发物,如

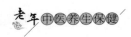

公鸡、海鲜等均应尽量少吃或不吃。

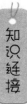

> **发物**
>
> 　　发物,指具有刺激性或含有异体蛋白,容易诱发某些疾病尤其是旧病宿疾,或是加重已发疾病的食物。
>
> 　　一般认为,羊肉、公鸡与蔬菜中的韭菜、香菜、茴香、葱、姜以及酒等阳热辛香发散之物,以及禽类、蛋类、猪头肉、鱼、虾、蟹等对人体而言为异体蛋白的食物均属发物。

（三）精神情志调摄

1.精神愉悦,促肝升发

春季就精神情志调摄而言,如《素问·四气调神大论》所言"以使志生,生而勿杀,予而勿夺,赏而勿罚",即指出在春季要适应春生之气调摄精神,保持恬静、愉悦、舒畅的情志,避免恼怒,并少有刑罚之念,使肝气升发、调畅。

2.户外活动,合于春阳

春天阳光明媚,风和日丽,鸟语花香,自然界一派升发之气,此时应多在户外活动,踏青赏景,陶冶性情,使自己的精神情志与春阳升发协调一致。切忌独居、默坐,免生郁结之气,妨碍春气、阳气的舒发。

（四）运动锻炼

1.春阳升动,宜于运动

春季与人体肝脏相应,肝藏血、主筋,与人体运动有密切关系。通过运动锻炼,可使体内的阳气慢慢舒展升发,以发挥畅达经络、疏通气血、和调脏腑、促进健康的养生目的。因此春季最宜运动。春季运动,有助人体阳气的升发,改善机体新陈代谢,调和气血,增强血液循环和心肺功能,调节中枢神经系统功能,提高思维能力,并使下肢力量增强,筋骨更加灵活。

2.春属少阳,适度运动

春天自然界和人体都是阳气刚刚升发,一般叫"少阳",就是阳气已经升发却还没有旺盛,而阳是主动的,因此春季宜于运动,但应该适度运动。具体可根据个人身体状况选择适宜的运动项目,如散步、慢跑、放风筝、打太极拳、春游踏青以及不太剧烈的球类运动等,将身心融入大自然,天人合一,修身养性,强健身体。如《素问·四气调神大论》云"夜卧早起,广步于庭",清代石成金言"三春月乃万物发生之时,频宜步行,以和四肢,不可郁郁久坐也"。

二、夏季养生

夏季自然界阳气旺盛,气候炎热,雨水充沛,湿气较盛,天之阳气盛极而下交于地,地之阴气微微萌发上交于天,万物因此繁荣茂盛,《素问·四气调神大论》称其为"蕃秀"。夏季自然界阳气旺盛,应于心脏,故夏季亦是人体阳气旺盛、心气长旺的季节,因此夏季养生应保养此"长养"之气。

(一)生活起居

1.晚卧早起,无厌于日

《素问·四气调神大论》提出:"夏三月……夜卧早起,无厌于日。"夏季自然界阳热之气旺盛,人们应晚睡早起,无厌于日,适当参加户外活动,顺应自然,保养阳气。

夏季昼长夜短,气温较高,出汗较多,阳气极易损伤,使人倍感疲劳,因此,夏季保持充足的睡眠对于促进身体健康、平稳度夏都具有重要的意义。为了保证充足的睡眠,第一,应做到起居作息规律;第二,应注意卧室通风、凉爽;第三,要保持宁静的心境,力求"心静自然凉";第四,要有适当的午睡时间,午睡可使大脑和身体各系统都得到放松,有利于下午的工作和生活平稳进行,也是预防中暑的良好措施。

2.趋避时邪,预防疾病

夏季酷热多雨,暑湿之气容易乘虚而入,易致中暑、疰夏等时令病。预防疰夏,在夏令之前可服用生脉散、升阳益胃汤等补肺健脾、益气养阴之方,以提高机体对夏季的适应能力,并少吃油腻厚味以减轻脾胃负担;进入夏季,宜服香薷散、藿朴夏苓汤等芳香化浊、清解湿热之方,以清解时令邪气。预防中暑,注意劳逸结合,睡眠要充足,避免在烈日下过度曝晒,注意室内降温,讲究饮食卫生,另外也可饮用绿豆汤、酸梅汤等饮料和使用人丹、十滴水、清凉油等药物来防暑。

夏季虽然闷热难眠,但亦应避免过分贪凉就阴,如室外露宿,对扇当窗坐卧,空调温度过低,睡卧露腹不盖衣被,等等。如果不注意调摄,极易使贼风虚邪乘虚侵袭,引起阴暑等证,对患有心血管疾患的中老年人群而言,有可能诱发手足麻木、半身不遂、面瘫等病症。

（二）饮食调养

1.省苦增辛,保养肺气

夏时心火当令,心火过旺则克肺金,味苦之物有助心气而制肺气的作用,故唐代孙思邈《千金要方》主张:"夏……省苦增辛,以养肺气。"夏季不宜多吃苦味食物,而可适当多吃些白萝卜、葱、姜、蒜等辛味食物,因其有发散、行气、活血、通窍、化湿等功用,可补益肺气,属肺气虚者尤应如此。

2.适当食寒,制约阳热

酷暑盛夏,出汗很多,常感口渴,可适当食用一些寒冷饮食,起到清热解暑的作用,如西瓜、绿豆、苦瓜等可常吃,但切忌因贪凉而暴食冷饮凉菜、生冷瓜果等。否则,食寒无度会使胃肠受寒,引起疾病,如元代丘处机《颐身集》云:"夏季心旺肾衰,虽大热不宜吃冷淘冰雪……凉粉、冷粥。饱腹受寒,必起霍乱。"

3.清淡营养,适度食荤

夏季气候炎热,人体气血趋向体表,常形成阳气在外、阴气内伏的状况;同时,夏季胃酸分泌减少,加之饮水较多,冲淡胃酸,导致机体消化功能减弱。因此,饮食调养应清热消暑、健脾益气,宜选清淡爽口、少油腻易消化的食物,并适当选择酸味、辛香味的食物以增强食欲。但是,清淡不等于素食,长期吃素容易导致营养失衡。所以在夏日不要拒绝荤菜,可适当吃一些瘦猪肉、鱼肉、蛋、奶以及豆制品,关键是在烹调时多用清蒸、凉拌等方法,而不宜做得过于油腻。

（三）精神情志调摄

1.精神振奋,促阳宣发

在赤日炎炎的夏季,需重视心神的调养,要"使华英成秀……若所爱在外"(《素问·四气调神大论》),即要神清气和,胸怀宽阔,精神振奋,对外界事物要有浓厚兴趣,可适当参加一些参与性较强的文娱活动,如合唱、演奏、广场舞、打扑克等,如若条件许可,还可参加消夏避暑、外出旅游等活动,培养乐观外向的性格,以利于阳气的宣发,同时又可调形,使身体得到锻炼。

2.调节情绪,使志无怒

夏季要注意调节情绪,"使志无怒"(《素问·四气调神大论》),切莫因天热、事繁而生急躁、恼怒之情,以免助阳升动太过而伤正气。精神振奋,阳气宣发,调节情绪,不生郁怒,自然能在夏令暑蒸气耗的季节里,凉从心生,健康长寿。三国时期魏国嵇康言:"夏季炎热,更宜调神静心,常如冰雪在心。"养生歌云:"避暑有要法,不在泉石间,宁心无一事,便到清凉山。"

（四）运动锻炼

1. 夏阳旺盛,可以运动

夏季自然界阳热之气旺盛,人体气血趋向体表,阴静阳躁,应"夜卧早起,无厌于日",进行适量的运动锻炼。夏季经常参加锻炼,可增强体质,提高机体的抗病能力。实验观察发现,夏天经常参加运动锻炼的人与不坚持运动锻炼的人相比,前者肺活量、心脏功能、消化功能都要好,而且发病率也较低。

2. 夏季运动,合理安排

夏季宜于运动锻炼,但夏天气候炎热,人体消耗较大,若长时间在阳光下锻炼可能引起中暑。所以,只有合理地安排才能收到良好的养生效果。一是运动的时间:最好在清晨或傍晚天气凉爽的时候进行,同时应在室外锻炼。二是项目的选择:宜选择散步、快走、慢跑、太极拳、太极剑、广播体操等强度不太剧烈的项目。三是运动量适度:运动量要适度,不要过度疲劳,不要出汗太多,运动后出汗较多时,可适当饮用盐开水或绿豆盐汤。四是运动后保健:运动后不要立即用冷水冲头淋浴,否则易招致感冒、头痛,或引起风湿痹痛、皮肤痤疮等。

三、秋季养生

秋季自然界阳气收敛,阴气微生,气候由热转凉,万物因此成熟而形态稳定,不再生长,《素问·四气调神大论》称其为"容平"。秋季自然界阳收阴生,应于肺脏,故秋季亦是人体阳气收敛、阴气微生与肺气清肃的季节,因此,秋季养生应保养此"收敛"之气。

（一）生活起居

1. 早卧早起,与鸡俱兴

秋季自然界的阳气由向外疏泄趋向于向内收藏,人们的起居作息应做到如《素问·四气调神大论》所言的"早卧早起,与鸡俱兴"。早卧,以顺应阳气的收藏、阴精的内蓄,以养"收"气;早起,以顺应阳气的疏泄,使肺气得以舒展。为了保养肺的秋收之气,在秋季可适当延长睡眠时间,与春夏季节之早起比较宜稍稍迟点起床。如清代张志聪注释说:"鸡鸣早而出埘(鸡窝)晏,与鸡俱兴,与春夏之早起少迟,所以养秋收之气也。"

2. 春捂秋冻,不生杂病

我国自古就有"春捂秋冻,不生杂病"的养生谚语,即要适当"秋冻"。夏去秋来,秋风拂面,虽凉但还不至于寒,人们尚能耐受,因此,一般人或某些呼吸道

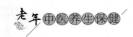

抵抗力较弱而易患感冒、气管炎的人,为了能使机体从夏热顺利地与秋凉接轨,也为了提高机体对冬天的御寒能力,可适度秋冻。秋冻不仅能提高人体在冬天的御寒能力,同时亦可避免多穿衣服产生的身热汗出、汗液蒸发、阴津耗伤、阳气外泄,符合秋季应阴精内蓄、阳气内收的养生要求。秋冻一般宜在初秋,应以自己感觉不过于寒冷为标准。进入深秋则应注意保暖,不必刻意"秋冻"。

(二)饮食调养

1. 减辛增酸,保护肝气

秋季肺脏当令,肺气较强,而肺属金、味辛,肝属木、味酸,肺强则易于伤肝,因此秋季饮食宜减辛增酸。秋季宜多食葡萄、石榴、柠檬、西红柿等酸味食物,食酸可以强肝以防肺金克伐肝木,同时酸甘之味又可化阴以润燥。秋季宜少食葱、姜、蒜、辣椒及韭菜等辛温食物,既可避免肺气过强伤肝,又可减少辛散耗伤津液而预防燥病的发生。

2. 养阴润肺,预防燥病

过了秋分这一节气,由于雨水逐渐减少,湿度较小,秋燥便成了中秋到深秋的主要气候。秋季又是肺金当令之时,稍有疏忽,即易被秋燥病邪耗伤津液,引发口干舌燥、咽喉疼痛、皮肤干燥、咳嗽咳痰、大便干结等燥病。因此,秋季宜常吃养阴润肺、清热生津的食物,如梨、甘蔗、柑橘、红枣、莲子、白果、芝麻、百合、山药、木耳、蜂蜜、牛奶、泥鳅、鲥鱼、鸭肉等都是秋季很好的食物。

(三)精神情志调摄

1. 调摄精神,远离悲秋

肺属金,在志为悲与忧,与秋季阳消阴长相通应。秋季草枯叶落、花木凋零,秋风、秋雨易使人感到萧条、凄凉,勾起悲愁、忧郁等不良情志,尤其是老年人更易引起垂暮之感而情绪低落。故秋季应注意调摄精神情志,远离悲秋。如宋代养生家陈直曾曰:"秋时凄风惨雨,老人多动伤感,若颜色不乐,便须多方诱说,使役其心神,则忘其秋思。"

2. 收敛神气,使志安宁

秋季宜安心静养、安宁平静,不宜妄动七情而暴怒狂喜悲忧。因此,对中老年人来说,秋季应不以物喜、不为己悲,要宽容豁达、淡泊宁静,或外出秋游、登高赏菊,饱览大自然秋景烂漫,或参加一些有益而力所能及的社会活动,收神敛气,保持内心宁静,减缓秋季肃杀之气对精神情志的影响,使肺气清肃,才能顺应自然界"秋气平"的特点,也才能符合秋季养"收"的养生要求。

（四）运动锻炼

1.金秋时节，最宜运动

金秋时节，天高气爽，是全民开展各种健身运动的最好时期。秋季健身锻炼，应因人而异选择锻炼项目，老年人可选择散步、慢跑、太极拳、健身操、五禽戏、八段锦等。在进行"动功"锻炼的同时，可配合"静功"锻炼，如松字功、意守功、真气运行五字功等，动静结合，动则强身，静则养神，可达到心身康健的养生功效。

2.秋季收敛，不宜过动

秋季阳气收敛，阴气萌动，不宜运动过度。秋季运动养生，需注意以下事项：第一，早晨以进行跑步、打球、太极拳、健身操等为主的运动项目最宜，晚上则以散步、慢跑等强度不大的运动或"静功"锻炼最好；第二，运动锻炼要循序渐进，持之以恒，由简到繁，由易到难，运动量则宜由小到大；第三，锻炼时要注意防寒保暖，清晨气温较低，不可穿单衣做户外运动，应根据户外气温变化灵活增减衣物。

四、冬季养生

冬季自然界阳气闭藏，阴气最为隆盛，天寒地冻，生机潜伏，万物因此闭藏，《素问·四气调神大论》称其为"闭藏"。冬季自然界阳藏阴盛，应于肾脏，故冬季是人体阳气闭藏、肾气内藏的季节，因此冬季养生应保养此"闭藏"之气。

（一）生活起居

1.早卧晚起，以待日光

寒冷的冬天，人们的起居作息应做到如《素问·四气调神大论》所言的"早卧晚起，以待日光"。早卧早睡，可以保证充足的睡眠，利于人体阳气潜藏、阴精积蓄。日出后再起床或日出后再到室外活动，可以避免自然界清晨严寒挫伤人体的阳气，保养、护卫人体的阳气。

2.防寒护阳，注意保暖

冬季寒为主时之气，若气温骤降，或机体抵抗力下降不耐寒冷的时候，寒邪极易侵袭，常引起感冒、急性支气管炎等病症，或致使支气管哮喘、慢性支气管炎等急性发作，痹病、厥病等病证加重，或诱发心肌梗死、中风等心血管疾病。因此，防寒护阳非常重要，除使用室内取暖设施外，因背部胸廓内有心肺等重要脏器，背部脊柱两侧有脏腑腧穴，足在下属阴，"寒从下生"，故年老体弱者应特

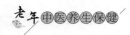

别注意背部与足的保暖,如穿棉马甲、棉鞋等为很好的保健措施。同时,也要注意颜面、四肢的保护,防止冻伤。

(二)饮食调养

1. 饮食宜温,多苦少咸

冬季气候寒冷,阳气闭藏,人体处于能量蓄积时期,饮食宜温热,应以"藏热量"为主。所以,冬季饮食应多选含有优质蛋白质与有防寒保暖作用的食物,如羊肉、狗肉、鸡肉、蛋类、豆制品、核桃、栗子等都是绝好的冬季应季养生佳品。同时,瓜果、冷饮、年糕、粽子等性质属阴或难以消化、极易损伤脾胃阳气的食物,冬季也要少食或忌食。

明代高濂《四时调摄笺》指出:"冬日肾水味咸,恐水克火,故宜养心。"由于冬季肾脏当令,肾气偏亢,而肾属水、味咸,心属火、味苦,肾强则易于伤心,因此,冬季饮食养生还要"多食苦、少食咸"。

2. 冬令进补,来年打虎

冬令尤其冬至这一节气前后是进补强身的最佳时机。冬令进补,是因冬季是潜藏的季节,由于气候寒冷,人体对能量与营养的要求较高,同时,人体的消化吸收功能相对较强,故适当进补不但能提高机体的抗病能力,而且还可把补品中的有效成分储存在体内,为新的一年的健康打下良好的基础。至于冬至进补,又是因为从冬至起阳气开始生发、生机旺盛,此时进补,补品的有效成分容易积蓄而能发挥最佳效能。所以,民间有"冬令进补,来年打虎""三九补一冬,来年无病痛"等养生谚语。进补的方法有食补与药补两种,食补用食品药膳,药补用药物药剂。不论食补还是药补,均应遵循辨证进补和不虚不补的原则。

(三)精神情志调摄

1. 保养精神,固密心志

冬季就精神情志调摄来说,要做到如《素问·四气调神大论》所言的"使志若伏若匿,若有私意,若已有得",即冬季宜重视保养精神,固密心志,勿使情志过极,避免情绪波动太大,以免扰动闭藏的阳气。

2. 调摄情绪,心志平静

精神情志调摄,除了重视保持精神上的安静以外,还要学会及时调摄不良情绪,当处于紧张、激动、焦虑、抑郁等状态时,在阳光明媚的日子,可到室外运动、活动,或会亲访友,或吹拉弹唱,尽快调整失衡的情志,使心志平静。

（四）运动锻炼

1. 冬阳闭藏，适度运动

俗语云："冬天动一动，少生一场病；冬天懒一懒，多喝药一碗。""夏练三伏，冬练三九。"事实证明，冬季适度参加室外活动，使身体受到适当的寒冷刺激，可使心脏跳动加快，呼吸加深，体内新陈代谢加强，身体热量增加，有益健康。冬季可进行运动锻炼，但不宜运动过度，特别不宜在大风、大寒、大雪、雾霾中锻炼，避免阳气、阴精的损耗，以符合养"藏"的养生要求。

2. 冬季寒冷，必待日光

冬季气温较低、天亮较迟，在日出之前，林中植物尚未进行光合作用而吸收二氧化碳、释放氧气；同时，大气层在天亮前结构稳定，空气中积存了许多的二氧化碳等各种污染物质；另外雾霾在冬季也比较多。凌晨外出锻炼容易遭受寒气、浊气、雾霾的伤害，并且容易增加诱发呼吸系统和心脑血管疾病的风险。所以，冬季晨练特别是老年人冬季晨练时间不宜过早，应于太阳出来之后再进行晨练。

第三节　一日养生法

顺应一日昼夜变化，是因时养生防病的主要方法之一。《灵枢·顺气一日分为四时》以"朝则人气始生……日中人气长……夕则人气始衰……夜半人气入脏"为依据，将一日分四时："朝则为春，日中为夏，日入为秋，夜半为冬。"所以，一日养生与四季养生基本原理大致相同。下面介绍一日养生中的生活起居与饮食调养两方面的内容。

一、一日起居养生

《素问·生气通天论》指出："阳气者，一日而主外，平旦人气生，日中而阳气隆，日西而阳气已虚，气门乃闭。是故暮而收拒，无扰筋骨，无见雾露，反此三时（加夜半为四时），形乃困薄。"由于阴主沉静、阳主躁动，因此人们白昼兴奋，日出而作，宜起床工作、学习与生活，夜晚抑制，日落而息，宜减少活动、安卧休息并避免外邪入侵。如违背此一日养生即日出而作、日落而息的养生规律，阳气就会被挫伤，形体就会被邪气困顿，最终会发生疾病，影响健康。

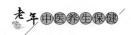

（一）早睡与早起

根据平旦、日中、日西、夜半一日"四时"阳气变化的规律,应该早睡早起。

1. 早起

人们一日生活起居,应早起。如"一日之计在于晨""闻鸡起舞""黎明即起"等养生谚语就是这个意思。早晨是阳气生发的大好时机,人们最宜于在户外锻炼身体;上午是阳气最隆盛的时段,最宜于工作、学习。

2. 早睡

人们一日生活起居,应该早睡。晚上因人体阳气敛藏于内,故应减少活动、早点休息。如《素问·生气通天论》云:"是故暮而收拒,无扰筋骨,无见雾露。"

（二）午觉与子觉

1. 午觉

人们经上午半日活动,阳气多有耗散,加之午时(11—13时)是一日时辰中的阳中之阳,阴气开始初生,人的阳气因此由盛转衰。所以,午后需稍事休息以培补阳气。此外,由于中午环境气温较高,使得人体体表血管扩张,血液被迫向外分流,因此,午餐后人们应注意适当休息,以保证消化器官的血液供应和营养物质的吸收。据调查,许多老寿星都有午后小睡的养生经验。

2. 子觉

23—1时为子时,1—3时为丑时,3—5时为寅时,5—7时为卯时,均是人们睡觉的最佳时间。因为子时是一日时辰中的阴中之阴,阳气开始初生,因此此时人们必须休息。另外,此时体内以副交感神经兴奋为主,体温下降,呼吸、心率及脉搏减慢,肾上腺素水平降低,外周血管扩张,内脏各器官功能下降,但大脑松果体内分泌的褪黑激素含量却开始增高,从而诱导人体进入睡眠、放松状态。所以子、丑、寅、卯这一时段,不宜进食、看书、运动,以免引起机体兴奋,影响正常的睡眠休息。

二、一日饮食养生

《尚书》指出"食哉惟时",即饮食的摄取宜定时进行。《素问·上古天真论》在谈到上古之人"尽终其天年,度百岁乃去"的原因之一即"食饮有节"。"节"有节制、节律的意思。饮食有节,一是饮食要节制,不可过饱过饥,即饮食定量;二是饮食有节律,按时进餐,即饮食定时。

（一）一日早、中、晚三餐

我国传统的饮食养生习惯是一日早、中、晚三餐。按照固定的时间有规律地进食，可保证脾胃消化、吸收作用有节律地进行。而脾胃协调配合、有张有弛，饮食在体内才能有条不紊地被消化、吸收并输布于全身，气血才能旺盛，脏腑才会安定，身体也才能健康。《灵枢·平人绝谷篇》云："胃满则肠虚，肠满则胃虚。更虚更满，故气得上下，五脏安定，血脉和利，精神乃居。"

（二）早、中、晚三餐要求

1. 早、中、晚餐好、饱、少

饮食定时既是饮食养生的重要原则之一，亦是保护脾胃消化功能的重要养生方法。中医认为，人体的阴阳气血在一日之内随昼夜变化而盛衰各有不同，白昼阳气旺盛，精力充沛，新陈代谢也旺盛，需要的营养供给较多，故饮食量宜大；夜晚阳衰阴盛，身体困倦，一般要安卧入寝，需要的营养供给较少，故饮食量略小。所以，自古就有"早饭宜好，中饭宜饱，晚饭宜少"的养生箴言。如《老老恒言》曾说："《内经》曰：'日中而阳气隆，日西而阳气虚。'故早饭可饱，午后即宜食少，至晚更必空虚。"人与自然是一个统一的整体，早上太阳初升，中午太阳隆盛，天地的阳气都在升发、旺盛之中，这些时候人的脏腑功能也处于升发、旺盛的状态，营养需求大，代谢也旺盛，所以早饭宜好、中饭宜饱。晚上太阳落山，自然界一派阴寒之气，人的阳气也需敛藏，活动也较少，营养需求小，代谢也减退，所以晚饭宜少；若晚上大吃大喝，摄入的食物既由于阳气相对较虚而无力运化，又由于晚上活动较少而能量得不到消耗，因此极易引起肥胖。

2. 上床萝卜下床姜

民间素有"上床萝卜下床姜，不用医生开药方"的养生谚语。早晨喝姜汤、姜茶、吃鲜姜丝、腌姜片，在于促进人体阳气升发、散布，并有御寒作用；晚间喝萝卜汤、吃腌萝卜，在于消食、和降胃气，可避免《素问·逆调论》所谓的"胃不和，则卧不安"，不影响阳气敛藏，使睡卧安定。

（万雪庆）

第十一章　因人养生

———— 学习目标 ————

学习目的: 通过本章的学习,充分认识不同人群的养生保健要点,掌握因人制宜的养生方法。

知识要求: 掌握因年龄、性别、体质、职业不同而因人制宜的养生方法。

能力要求: 运用所学知识,学会中年期、老年期不同年龄段养生,以及不同性别养生、不同体质养生、不同职业养生的具体运用。

人类本身存在着较大的个体差异,这种差异不仅表现在不同的种族之间,而且也存在于个体之间。不同个体有不同的心理及生理特点,对疾病的易感性也不尽相同。因此,养生须因人制宜,根据年龄、性别、体质、职业等不同特点,有针对性地选择相应的养生保健方法,以保持身心健康,从而达到益寿延年的目的。

第一节　不同年龄的养生

以下就中年期养生、老年期养生做具体介绍。

一、中年期养生

中年是指青年到老年之间的这个时段,但对不同年龄阶段的划分,世界各国标准不一,世界卫生组织认为 45 岁以下为青年人、45～59 岁为中年人、60 岁以上为老年人,我国常把 35 岁以下的成年人列为青年人,把 60 岁作为步入老年的界限。因此,在我国中年是指 35～60 岁这个时段。

(一)生理和心理特点

《灵枢·天年》概括了中年人的生理、心理特点:"人生……三十岁,五脏大

144

定,肌肉坚固,血脉盛满,故好步;四十岁,五脏六腑十二经脉,皆大盛以平定,腠理始疏,荣华颓落,发鬓斑白,平盛不摇,故好坐;五十岁,肝气始衰,肝叶始薄,胆汁始减,目始不明。"现代研究表明,人类在 30 岁以后,大约每增加一岁,功能减退 1%。中年属心理成熟阶段,情绪多趋于稳定。但随着来自社会、家庭等多方面的压力和重任的增多,心理负担逐渐沉重。衰变、嗜欲、操劳、思虑过度是促使中年人早衰的重要原因,也是许多老年慢性病的起因。明代张景岳《景岳全书·中兴论》强调:"故人于中年左右,当大为修理一番,则再振根基,尚余强半。"说明中年的养生保健至关重要。如果养生得当,既可精力旺盛而防止早衰、预防老年病,亦可延年益寿。

（二）养生要点

1. 不宜过度思虑

很多中年人肩负社会、家庭的重担,加上现实工作、生活中的诸多矛盾,易使情绪陷入焦虑、抑郁、紧张的状态。长此以往,思虑伤脾,郁怒伤肝,必然耗伤精气心神,导致早衰、多病。南朝陶弘景《养性延命录》强调"壮不竞时""精神灭想",就是要求中年人要积极乐观,不要为琐事过分劳神,不要强求名利、患得患失。应注意合理用脑,劳逸结合,有意识地发展有益的兴趣爱好,或适当参加文体活动,及时释放焦虑情绪,缓解心理上的压力。

2. 切勿过度劳累

中年人要注意避免长期"超负荷运转",防止过度劳累,积劳成疾。在保证充分营养的前提下,要善于科学合理地安排工作,学会休息。根据具体情况,调整生活节奏。要善于利用各种机会进行适当的运动,闲暇时练习太极拳、八段锦、五禽戏等传统健身术,或游泳、登高、对弈、垂钓等,既可怡情养性,又可锻炼身体。必须保证睡眠时间,切不可因工作繁忙经常开夜车,切忌通宵达旦地工作。

3. 注意节制房事

人到中年体力下降,加之工作紧张,家务繁忙,故应节制房事。如果房事频繁,势必损伤肾精、肾气而影响健康和长寿。应根据各人的实际情况,相应减少行房次数,以固秘精气,维护生命之根基。如元代王珪《泰定养生主论》指出,"三十者,八日一施泄;四十者,十六日一施泄,其人弱者,又宜慎之","人年五十者,二十日一施泄……能保持始终者,祛疾延年,老当益壮"。此为经验之谈,可做参考。

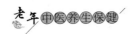

二、老年期养生

人体于 60 岁以后进入老年期。世界卫生组织认为 60～74 岁为年轻的老人或老年前期,75～89 岁为老年,90 岁以上为长寿老人。

(一)生理和心理特点

《灵枢·天年》指出:"六十岁,心气始衰,苦忧悲,血气懈惰,故好卧;七十岁,脾气虚,皮肤枯;八十岁,肺气衰,魄离,故言善误……"人到老年,机体会出现生理功能和形态学方面的退行性变化,其生理特点表现为脏腑、气血、精神等生理机能的自然衰退,机体调控阴阳和谐的稳定性降低。而由于社会角色、社会地位的改变,心理方面易产生孤独寂寞、忧郁多疑、烦躁易怒等状态。其适应环境及自我调控能力低下,若遇不良因素刺激,易于诱发多种疾病。老年养生保健应注意以上特点,才能有益于祛病延年。

(二)养生要点

1. 知足谦和,怡情养生

(1)知足谦和:明代龚廷贤《寿世保元·延年良箴》说,"积善有功,常存阴德,可以延年","谦和辞让,敬人持己,可以延年",即要求老年人明理智、存敬戒、常知足,处世宜豁达宽宏、谦让和善,从容冷静地处理各种矛盾,从而保持家庭和睦、社会关系协调,方益于身心健康。

(2)怡情养性:老年人应根据自己的性格和情趣怡情养性,如澄心静坐、益友清谈、临池观鱼等,使生活自得其乐,以利康寿。

(3)乐观自信:老年人往往体弱多病,应树立乐观主义精神和战胜疾病的信心,定期进行体检,及早发现一些不良征兆,及时进行预防或治疗。

2. 审慎调食,注重营养

元代邹铉《寿亲养老新书·饮食调节》指出:"高年之人,真气耗竭,五脏衰弱,全仰饮食以资气血。"故当审慎调食,注重营养,以求祛病延年。反之,"若生冷无节,饥饱失宜,调停无度,动成疾患",则损体减寿。

(1)营养丰富:老年人的饮食调摄,应该注重营养,食宜多样,补益精气,延缓衰老,以适合老年生理特点。不要偏食,不要过分限制或过量食用某些食物,又应适当补充一些机体缺乏的营养物质,使老年人获得均衡的营养。如老年人由于生理机能减退,容易出现骨质疏松症及脱钙现象,极易造成骨折。同时,老人胃酸分泌相对减少,也会影响钙的吸收和利用。在饮食中选用含钙量高的食品,适当多补充钙质,对老年人具有特殊意义,可多吃乳类及乳制品、大豆及豆制品等含钙高的食物。针对老年人体弱多病的特点,可经常食用莲子、山药、藕粉、菱角、核桃、黑豆等补脾肾益康寿之食品,或辅食益寿药膳进行食疗。

(2)食宜清淡:老年人之脾胃虚衰,受纳运化力薄,其饮食宜清淡。多吃鱼、瘦肉、豆类食品和新鲜蔬菜水果,不宜吃味重、肥腻或过咸的食品。要限制动物脂肪、高胆固醇饮食,宜多食植物油。现代营养学提出老年人的饮食应是"三多三少",即蛋白质多、维生素多、纤维素多,糖类少、脂肪少、盐少,正契合"食宜清淡"这一原则。

(3)食宜温软:老年人阳气日衰,而脾又喜暖恶冷,故宜食用温热之品以煦阳护脾,勿食或少食生冷,以免损伤脾胃,但亦不宜温热过甚,以"热不灸唇,冷不振齿"为宜。老人脾胃虚弱,牙齿松动脱落,咀嚼困难,故宜食用软食,忌食黏硬不易消化之品。粥不仅容易消化,而且益胃生津,对老年人尤为适宜。故明代医家李梴提倡老人最宜食粥。南宋诗人陆游寿高85岁,其诗《食粥》云:"世人个个学长年,不知长年在目前。我得宛丘平易法,只将食粥致神仙。"

(4)食宜少缓:老人进食宜少宜缓。《寿亲养老新书》强调:"尊年之人,不可顿饱,但频频与食,使脾胃易化,谷气长存。"进食亦不可过急过快,宜细嚼慢咽,这不仅有助于饮食的消化吸收,还可避免呛、咳、噎的发生。

3. 起居有度,谨慎安排

老年人气血不足,卫气常虚,易致外感,当谨慎调摄生活起居。《寿亲养老新书》指出:"凡行住坐卧,宴处起居,皆须巧立制度。"老年人的起居生活,要合理得当,符合其生理特点。

老年人居住环境以安静清洁、空气流通、阳光充足、湿度适宜、生活方便为好。

老年人起居有度,首先,要保证良好的睡眠,宜早卧早起,以右侧屈卧为佳,注意避风防冻,但忌蒙头而睡。其次,应慎衣着,适寒暖,要根据季节气候的变化而随时增减衣衫,要注意胸、背、腿、腰及双脚的保暖。最后,房室之事应随年龄的增长而递减,年高体弱者要断欲独卧,避忌房事;体质强有性要求者,不要强忍,但应适可而止。

老年人机体功能逐渐减退,较易疲劳,尤当注意劳逸结合。要尽可能做些力所能及的体力劳动或脑力劳动,但切勿过度疲倦。

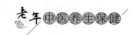

老年人应保持良好的卫生习惯。面常洗,发常梳,早晚漱口。临睡前,宜用热水洗泡双足。要定时排便,经常保持大小便通畅,防止因二便失常而诱发或加重原有疾病。

4. 运动锻炼,调和气血

老年人,精气虚衰,气血运行迟缓,故多瘀多滞。积极、适度的体育锻炼可以调和气血、强身健体、延年益寿。

老年人运动锻炼应遵循因人制宜、适时适量、循序渐进、持之以恒的原则。参加锻炼前,要请医生进行全面检查,了解身体健康状况及有无严重疾病。在医生的指导下,选择合适的运动项目,掌握好运动强度、速度和时间。一般讲,运动量宜小不宜大、动作宜缓慢而有节律。适合的运动项目有太极拳、五禽戏、八段锦、慢跑、散步、游泳、乒乓球、羽毛球、老年体操及气功等。锻炼时要量力而行,力戒争胜好强,避免情绪过于紧张或激动。时间以早晨日出后为好,晚上可安排在饭后一个半小时以后运动,每天一般 1～2 次。忌在恶劣气候环境中锻炼,以免带来不良后果。如盛夏季节不要在烈日下锻炼,以防中暑或发生脑血管疾病意外;冬季外出锻炼,应待日出后,要注意防寒保暖,注意安全,防止跌扑;大风、大雨、雾霾天气,不宜外出,空腹、饱餐后不宜运动锻炼。

另外,老年人应掌握自我监护知识,一旦发现身体有异常情况,应及时就诊,请医生做相应处理。

5. 补偏救弊,合理用药

老年人由于生理上退行性改变,机体功能减退,无论是治疗用药,还是保健用药,都应遵循以下原则:多用补药,少用泻药;药宜平和,药量宜小;注重脾肾,兼顾五脏;辨体论补,调整阴阳;因时制宜,定期调整;药食并举,顾护脾胃。如此合理用药,方能收到补偏救弊、强身健体、防病延年之效。

第二节　不同性别的养生

养生保健就整体而言,男女之间并无大差别,一般的养生原则,对男女人群都是适用的。但是两性在某些方面的确存在差异,其中最为明显的主要是生殖器官的构造,第二性征及由此而产生的生理、病理方面的变化有异,精神情志等方面也有所不同。因此,针对两性的不同,当采取相应的养生保健方法与措施。

一、男性养生

（一）生理和心理特点

男子在生理上为阳刚之质，以精为基础。中医认为，男性秉承了自然界的阳气，女性秉承了自然界的阴气，故男为阳，女为阴。因此，在生理特点上，男性处于一种相对阳强阴弱的状态之中，呈现出一派"阳刚之气"，从而决定了男性具有剽悍勇敢、争强好胜、喜动恶静的性格特征。精血是人类生命活动不可缺少的基本物质，相对而言，男子以精为主，女子以血为主。因男子在性生活中，需消耗相当数量的精液，若不能节制欲望，则极易出现精亏、精少的状况。

男子在心理上，普遍具有处事果断刚毅、敢想敢说敢为、做事干脆利落的气质，心胸比较开阔，坦诚大度，感情粗犷，性格豪放，进取心较强，在社会交往、家庭生活和事业上都表现出相对较强的好胜心和自尊心。然较女性而言，刚强有余而柔韧不足，对事情的处理上自制能力相对较弱，易于出现亢奋的情绪变化与易怒的情志改变。

（二）养生要点

明代万全《广嗣纪要》指出"男子以精为主"，《素问·上古天真论》也认为肾精在男性健康中至关重要。因此，男性尤其是中老年男性养生保健重在顾护肾精。

男性养生保健，就性别特点而言主要有以下三点：

1. 少量饮酒，戒烟

男性平时饮酒的机会较多。饮酒有一定的保健价值，但过量饮酒有许多弊端，因此，要注意少饮酒。如酒能使人增加患胃肠炎、溃疡病、肝癌、口腔癌和喉癌的可能性，酒还能使血压升高，易导致心脏病或心肌梗死。

吸烟会增加患心血管病、肺癌和呼吸器官疾病的危险。因此，最好不吸烟，吸烟者最好戒烟，如一时戒不了烟，应多吃胡萝卜、葱蒜、菠菜和橙黄色的水果，多吃鱼类，经常喝茶等，以减轻吸烟带来的损害。

2. 节欲保精，调神养精

节欲保精中的"精"为狭义之精。节欲是指对于性欲要有节制，男女之欲是正常生理需求，欲不可绝，亦不能禁，但要注意适度，不可太过，做到既不绝对禁欲，又不纵欲过度，即节欲的真正含义。男性肾精亏耗，多由房事不节所致。节

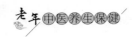

欲可防精液的过分泄漏,保持精盈充盛,有利于先天之本肾脏和其他脏腑功能的强健,中老年男性本身就有肾精亏耗,故节欲保精对中老年人尤其重要,有强身健体、延年益寿的作用。

调神养精中的"精"为广义之精。精源于先天肾脏、养于后天脾胃而藏于五脏,精又为神之基。精可养神,神可御精,积精可以全神,宁神可以保精。因此,男子若注意精神调摄,调情志不使其过极,则五脏自能安和,精自然充盛,肾精亦自会充盛,生命之基强健。若心神不宁、神驰于外,或思虑过度、所欲不得,则五脏紊乱、精气不藏,精亦易走失或暗耗,生命之基动摇。

3.药食两用,补肾固精

中老年男子肾虚精亏既有房事过频、遗泄无度的原因,又有年老肾虚的缘故,其调养在于补肾固精。肾虚精亏,既可药治,亦可食治,常言道"药补不如食补",故以药食两用之品调养最为适宜。如山药、芡实、白果、莲子、柏子仁、枸杞子、黑芝麻、益智仁、覆盆子、肉苁蓉等药食两用品,海参、淡菜、鸡肉、猪肾、猪髓、羊肾、狗肉、虾仁、蚕蛹、鞭类等食材,以及紫河车、鹿角胶、金樱子、制何首乌、熟地、锁阳、冬虫夏草等药材,即补肾生精、固精涩精的常用之品,适用于肾精不足、遗精早泄等病证的调养。

二、女性养生

(一)生理和心理特点

《广嗣纪要》记载:"女子以血为主。"《灵枢·五音五味》指出:"妇女之生,有余于气,不足于血。"妇女无论是月经形成,还是孕育胎儿、分泌乳汁等,均以血为物质基础。女子以血为本、以血为用,因此,妇女养生保健以养血补血为要。

妇女以肝为先天,易受不良情绪影响,又具有感情丰富、情难自制的心理特点。因此,妇女的养生保健,需保持肝之疏泄功能正常。

妇女有胞宫,在生理上有月经、胎孕、产育、哺乳等特点;在病理上,因其生理、心理特点,较男性更易发生身心失调的改变。因此,女性除了注意一般的养生保健外,尚须注重经期、孕期、产褥期、哺乳期及围绝经期的养生保健。

(二)养生要点

中老年妇女的养生保健,就性别特点而言主要是经期养生与围绝经期养生。

1.经期养生

(1)寒温适宜:血得寒则凝泣不行,故妇女在行经期间,应寒温适宜。清代萧埙《女科经纶》说:"寒温乖适,经脉则虚,如有风冷,虚则乘之,或寒或温,寒则血结,温则血消,故月水乍多乍少,为不调也。"指出经期宜加强寒温调摄,尤当注意保暖,避免受寒,切勿涉水、淋雨、冒雪、坐卧湿地、下水田劳动,严禁游泳、冷水浴,忌在烈日高温下劳动。否则,易致月经失调、痛经、闭经等病症。

(2)节制饮食:清代沈金鳌《女科玉尺》言:"若经来时,饮冷受寒,或吃酸物,以致凝积,血因不流。"说的是月经期间应摄取清淡而富有营养的食品。忌食生冷、味酸、辛辣、香燥食物,以防生冷、酸味食物令经脉凝涩、血行受阻,导致经行不畅、痛经、闭经;辛辣、香燥食物助阳耗阴,致血分蕴热、迫血妄行,引起月经过多。另外,经期也不宜过量饮酒,以免刺激胞宫,扰动气血,影响经血的正常进行。

(3)调畅情志:月经期要保持心情舒畅,避免精神刺激和情绪波动。《女科经纶》云:"忧思过度则气结,气结则血亦结……急怒过度则气逆,气逆则血亦逆。气血结逆于脏腑经络,而经于是乎不调矣。"强调情志因素对月经的影响极大。经期若产生紧张忧郁、烦闷易怒之不良情志,则经血不得正常疏泄,易致乳房胀痛、腰酸疲乏、少腹坠胀等症。因此,在经前和经期都应保持心情舒畅,避免七情过度,否则,会引起脏腑功能失调,气血运行逆乱,轻则加重经间不适,导致月经失调,重则出现闭经等病症。

(4)劳逸结合:经期以溢泻经血为主,需要气血调畅。适当活动,有利于经行畅利,减少腹痛,故月经期一般可照常工作,但应避免重体力劳动和剧烈活动,不应过度疲劳。若劳倦过度则耗气动血,可致月经过多、经期延长、崩漏等病症。元代朱震亨《丹溪心法》云:"若劳动过极,脏腑俱伤,冲任之气虚,不能约制其经血,故忽然而下。"

(5)卫生清洁:经期常用温水洗擦外阴,保持外阴的清洁卫生。保持内裤、卫生巾的清洁,勤洗勤换内裤,并置于日光下晒干,卫生巾要柔软清洁、勤换。洗浴宜淋浴,不可盆浴、游泳,严禁房事、阴道检查。如因诊断必须做阴道检查者,应在消毒情况下进行。

2.围绝经期养生

围绝经期为妇女绝经前后的一段时期,妇女一般在45~50岁进入围绝经期。此时由于肾气渐衰、天癸将竭、冲任二脉虚损,失去生殖功能,致使阴衰阳

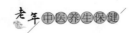

盛、阴阳失调,出现头晕耳鸣、心悸失眠、烦躁易怒、烘热汗出等一系列不适的自觉症状。为了使妇女顺利度过这一时期,应注意以下养生保健:

(1)稳定情绪:围绝经期妇女应当正确认识自己的生理变化,解除不必要的思想负担,排除紧张恐惧、消极焦虑的心理和无端的猜疑。避免不良的精神情志,勿大怒,勿忧思。可根据自己的性格、爱好选择适当的方式怡情养性。要保持情绪乐观,胸怀开阔,树立信心,从而顺利度过短暂的围绝经期。

(2)饮食调养:围绝经期妇女肾气衰,天癸将竭,月经频繁,经血量多,经期延长,往往出现精血虚损的不适表现或相关病证,可选食益精养血的食材或药食两用物品,前者如鸡蛋、动物内脏、瘦肉、牛奶以及甲鱼、海参、淡菜、雪蛤等,后者如枸杞子、黑芝麻、阿胶、当归等。同时要少食或不食辛辣、烧烤、油炸的食物,以及伤阴、耗血的食物,亦要少饮酒、少喝咖啡和浓茶。

(3)劳逸结合:围绝经期妇女应注意劳逸结合,保证睡眠和休息,不可过度安逸少动,要充分理解"流水不腐,户枢不蠹"的道理,宜做适当的劳动、运动,如打太极拳、练气功等,可以锻炼身体,分散注意力,顺利度过围绝经期。

(4)定期体检:绝经期前后是生殖器肿瘤好发的时段,应定期做相关检查。对发生的特殊腹痛、异常的阴道流血、异常增多的带下等情况,要及时去医院检查,确定疾病性质,以便尽早诊断、尽早治疗。

第三节　不同体质的养生

体质,是指人体秉承于先天,受后天多种因素影响,在其生长发育和衰老过程中,所形成的形态上和生理、心理上相对稳定的状态特征。体质往往决定着机体对某些致病因素的易感性及其所产生病变类型的倾向性。

体质养生,是根据不同的体质,采用相应的养生保健方法和措施,纠正其体质之偏,使阴、阳、气、血调和,以达防病延年目的的养生保健方法。

一、体质差异形成原因

体质差异形成的原因、机制是极其复杂的,它是先天、后天以及机体内外环境多种复杂因素综合作用的结果。

(一)先天因素

先天因素即"禀赋",是指父母先天的胎传、遗传及婴儿在母体里的发育营养状况。父母的体质强弱、体形肥瘦以及性格类型可以通过胎传、遗传影响后代，使后代亦可出现类似的体质。另外，胎儿的发育状况，对体质的形成亦起到至关重要的作用。形体始于父母，体质是从先天禀赋而来的，所以父母的体质往往能对后代产生一定影响。

（二）后天因素

后天因素主要包括性别、年龄、精神情志、饮食营养等方面，其既可影响体质强弱变化，又可改变体质类型。

1. 性别因素

一般认为，男子以气为重，女子以血为主；男子多刚强，女子多柔弱；男子劳作较多，女子有经带胎产。因此，男性多有气虚体质，女性常有血虚体质。

2. 年龄因素

因为人体的结构、机能和代谢是随着年龄增长而发生改变的，所以体质可随着年龄的增长而发生变化。如俗话所说的"一岁年纪一岁人"便是这个道理。

3. 精神情志因素

《素问·疏五过论》指出："暴乐暴苦，始乐后苦，皆伤精气，精气竭绝形体毁沮。"说明强烈的精神刺激可直接损伤人的机体结构，使健康体质的基础发生动摇。

4. 饮食营养因素

《素问·平人气象论》提出："人以水谷为本。"表明体质不仅与先天禀赋有关，而且与后天水谷、饮食营养相关。水谷营养是人体不断生长发育的物质基础，但营养不足或营养失衡，则会引起体质虚衰或体质偏颇。

（三）环境因素

环境因素，可分为自然地理因素和社会环境因素，其对体质的形成和变化都有着一定的影响。以下简要介绍自然地理因素对体质的影响。

清代徐徊溪《医学源流论》说："人禀天地之气以生，故其气体随地不同。西北之人气深而厚……东南之人，气浮而薄。"说明生活在不同地理环境下，由于受着不同水土性质、气候类型、生活条件的影响，从而形成了不同地区人的体质。由于外界环境不同，一定程度上影响和控制着各地区人的发育，因此，形成了人类明显的地区性体质差异。

《内经》的体质分类

《黄帝内经》中,体质主要有以下几种分类方法:

1.阴阳五行分类

《灵枢·阴阳二十五人》根据人的体形、肤色、认识能力、情感反应、意志、性格,以及对季节气候的适应能力等方面的差异,将体质分为木、火、土、金、水五大类型。又根据五音的太少,以及左右手足三阳经、气血多少反映在头面四肢的生理特征,将每一种类型再分为五类,共为二十五型,统称"阴阳二十五人"。本法强调对季节的适应能力为体质的分类依据。

2.阴阳五行分类

《灵枢·通天》把人分为太阴、少阴、太阳、少阳、阴阳和平五种类型。本法是根据人体先天禀赋的阴阳之气的多少,说明人的心理和行为特征。

3.禀性勇怯分类

《灵枢·论勇》根据人体脏气有强弱之分,禀性有勇怯之异,再结合体态、生理特征,把体质分为两类。其中,心、胆、肝功能旺盛,形体健壮者,为勇敢之人;而心、肝、胆功能衰减,体质孱弱者,系怯弱之人。

4.体形肥瘦分类

《灵枢·逆顺肥瘦》将人分为肥人、瘦人、肥瘦适中人三类。《灵枢·卫气失常》又将肥人分为膏型、脂型、肉型三种。由于人到老年形体肥胖者较多,因此,本法可以说是最早的关于老年人体质的分型方法。

二、常见不良体质养生

目前,社会影响较大的体质分类方法是中华中医药学会 2009 年 4 月 9 日颁发、王琦教授研发的《中医体质分类与判定(ZYYXH/T157—2009)》,即"中医体质九分法",其将体质分为平和质(A 型)、气虚质(B 型)、阳虚质(C 型)、阴虚质(D 型)、痰湿质(E 型)、湿热质(F 型)、血瘀质(G 型)、气郁质(H 型)、特禀质(I型)九个类型,其中后八种体质属不良体质。我们通过多年的临床实践,结合诸多学者的意见,认为在王琦教授八种不良体质的基础上,尚有血虚质与阳盛质两种常见体质。

以下介绍阴虚、阳虚、气虚、血虚、痰湿、气郁、血瘀七种常见不良体质的养生保健。

(一)阴虚体质

1.体质特点

形体消瘦,午后面色潮红,口咽少津,心中时烦,手足心热,少眠,便干,尿黄,不耐春夏,多喜冷饮;舌红少苔,脉细数。

2.养生要点

(1)精神情志调摄:阴虚体质之人性情急躁,常常心烦易怒,这是阴虚火旺、火扰神明之故,应遵循《素问·上古天真论》"恬惔虚无""精神内守"之养神大法。平素提高自我修养,自觉地养成冷静、沉着的习惯。不宜参加激烈的社会活动与竞争,应多练太极拳、气功等传统健身术或钓鱼、养花等,调剂自己的精神情志,从而增强体质。

(2)环境调摄:阴虚者,常有手足心热、口咽干燥、畏热喜凉,且冬寒易过、夏热难受,故在炎热的夏季应注意避暑。"秋冬养阴",特别是秋季气候干燥,最易伤阴,对阴虚体质之人更为重要。居室环境应安静。

(3)饮食调摄:饮食调养的原则是滋阴潜阳,宜清淡,少吃辛辣、燥烈之品。宜吃芝麻、蜂蜜、银耳、乳品、蔬菜、水果、豆腐、鱼类、鸭肉等食物,并着意食用沙参粥、百合粥、枸杞粥、桑葚粥、山药粥。条件许可者,可食用燕窝、海参、淡菜、龟肉、蟹肉等。对于葱、姜、蒜、韭、椒以及酒等则应少吃、少饮。

(4)运动锻炼:不宜过激活动,着重调养肝肾功能,太极拳、八段锦等较为适合。气功方面,宜做固精功、保健功、长寿功等,并注重咽津功法。

(5)药物养生:可选用滋阴清热之品,加女贞子、山茱萸、五味子、旱莲草、麦门冬、天门冬、黄精、玉竹、玄参、枸杞子、桑葚、龟板诸药,均可依证选用。常用中成药有六味地黄丸、大补阴丸等。由于阴虚体质又有肾阴虚、肝阴虚、肺阴虚、心阴虚等不同,故应随其阴虚的不同而调补之。

(二)阳虚体质

1.体质特点

形体白胖,面色淡白,畏寒喜暖,手足欠温,小便清长,大便时稀,唇淡口和,

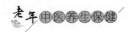

常自汗出;舌淡胖,脉沉乏力。

2.养生要点

(1)精神情志调摄:阳气不足的人常有情绪不佳的表现,肝阳虚者善恐、心阳虚者善悲。因此,要善于调节自己的情志,消除或减少不良情绪的影响。宜多听音乐、多交朋友、多参加社会活动,以振奋精神、强健身体。

(2)环境调摄:阳虚者,多形寒肢冷、喜暖怕凉,且不耐秋冬。故在严寒的冬季,要"避寒就温";"春夏养阳",春夏之季要注意培补阳气。另外,夏季不可在室外住宿,睡眠时不要让电扇直吹,空调温度不能太低,同时避免在树荫下、水亭中及过堂风很大的过道久停。

(3)运动锻炼:因"动则生阳",故阳虚体质之人要加强体育锻炼,春夏秋冬,坚持不懈,每天进行1～2次。具体项目如散步、慢跑、球类运动、游泳、太极拳、五禽戏、八段锦等,依体力强弱而定。气功方面,坚持做强壮功、站桩功、保健功、长寿功。

(4)饮食调摄:应多食有温阳作用的食物,如狗肉、鹿肉、羊肉、鸡肉等。根据"春夏养阳"的原理,夏日三伏,每伏可食附子粥或羊肉附子汤等药膳,借助天地阳旺之时壮人体之阳。平日宜少食、少饮寒凉食品,如西瓜、苦瓜、绿豆、绿茶等。

(5)药物养生:可选用温阳散寒之品,常用药物有鹿茸、海狗肾、蛤蚧、冬虫夏草、巴戟天、淫羊藿、仙茅、肉苁蓉、补骨脂、胡桃、杜仲、续断、菟丝子等,中成药可选用金匮肾气丸、右归丸、全鹿丸。若偏脾阳虚者,选择理中丸或附子理中丸;脾肾两虚者可用济生肾气丸。

(三)气虚体质

1.体质特点

形体消瘦或偏胖,面色淡白,语声低怯,常自汗出,动则尤甚,神疲乏力,不耐劳作;舌淡苔白,脉虚弱。

2.养生要点

(1)精神情志调摄:气虚之人,多有精神不振,故在精神情志调养方面,要省思少虑,以免损气伤身,影响健康。

(2)起居调摄:气虚体质者,容易疲劳,故应起居有常,劳逸结合,防止过劳。

(3)运动锻炼:气虚之人,身体较弱,一般不宜运动过量,以防过汗伤气,应选择活动量小的运动如散步、慢跑、太极拳,或做强壮功、站桩功、保健功等气功。

（4）饮食调摄：宜食具有补气作用的食物，如粳米、糯米、籼米、小米、黄米、小麦、大麦、山药、马铃薯、胡萝卜、香菇、豆腐、鸡肉、兔肉、鹌鹑、牛肉、青鱼、鲢鱼。若气虚甚者，当选用人参莲肉汤或黄芪鸡、四君子鸭等药膳补养。

（5）药物养生：气虚之人宜常服大枣、黄芪、党参、人参等补气药物。气虚甚者，脾气虚，宜选四君子汤或参苓白术散；肺气虚，宜选补肺汤；肾气虚，多服肾气丸。

（四）血虚体质

1. 体质特点

面色苍白无华或萎黄，唇色淡白，头晕目眩，失眠多梦，记忆力差；舌质淡，脉细无力。

2. 养生要点

（1）精神情志调摄：血虚之人，时常精神不振、失眠健忘、注意力涣散，故应振奋精神。当烦闷不安、情绪不佳时，可以听音乐、欣赏戏曲、观赏相声或小品，能使精神振奋。

（2）起居调摄：血虚则头面失养，故应注意适度休息，尤其要避免用脑、用心过度而暗耗阴血；注意避免用眼过度，谨防"久视伤血"。

（3）运动锻炼：血虚之人，身体亦弱，一般不宜运动过量、过猛，以防过汗伤血，应选择活动量小、动作柔和的运动，如散步、慢跑、太极拳，或内养功、保健功等气功。

（4）饮食调摄：宜食具有补血作用的食物，如可常食黑木耳、菠菜、胡萝卜、动物肝脏、乌鸡、甲鱼、海参。若血虚甚者，当选用当归生姜羊肉汤或阿胶羊肝等药膳补养。

（5）药物养生：血虚之人宜常服桑葚、当归、熟地、制何首乌、阿胶等补血药物。血虚甚者，可常服当归补血汤、四物汤、归脾汤。若气血两虚，则须气血双补，选八珍汤、十全大补汤或人参养荣汤等。

（五）痰湿体质

1. 体质特点

形体肥胖，肌肉松弛，嗜食肥甘，神倦身重，懒动嗜睡，口中黏腻，或便溏；舌体胖、有齿印、苔腻，脉濡而滑。

2. 养生要点

（1）精神情志调摄：痰湿体质之人，常有神倦嗜睡、情志抑郁的表现，因此，应适当参加社交、公益、兴趣活动，以振奋精神；合理安排休闲、旅游、度假活动，以舒畅情志。

（2）环境调摄：不宜居住在潮湿的环境里；平时宜多进行户外活动，经常晒太阳或进行日光浴。在阴雨湿冷的气候条件下，应减少户外活动，避免受寒感湿。

（3）饮食调摄：饮食应以清淡为主，少食肥肉及甜、黏、油腻的食物，酒类也不宜多饮，且勿过饱。多食健脾利湿、化痰祛湿的食物或药食两用物品，如海带、冬瓜、白萝卜、荸荠、紫菜、海蜇、洋葱、枇杷、白果、大枣、扁豆、红小豆、蚕豆等。

（4）运动锻炼：痰湿体质之人，因形体肥胖、易于困倦，故应根据自己的具体情况循序渐进、长期坚持运动锻炼，如散步、慢跑、乒乓球、羽毛球、网球、游泳、八段锦、五禽戏以及适合自己的各种运动均可选择。气功以站桩功、保健功、长寿功为宜，多行运气功法。

（5）药物养生：痰湿的形成与肺、脾、肾三脏关系最为密切，故药物养生重点在于调补肺、脾、肾三脏。若因肺失宣降、津失输布、液聚生痰者，当宣肺化痰，方选二陈汤；若因脾不健运、湿聚成痰者，当健脾化痰，方选六君子汤或香砂六君子汤；若肾虚不能制水、水泛为痰者，当温阳化痰，方选金匮肾气丸。

（六）气郁体质

1.体质特点

形体消瘦或偏胖，面色灰暗或萎黄，急躁易怒，或忧郁寡欢，胸闷不舒，时欲太息；舌淡红、苔白，脉弦。

2.养生要点

（1）精神情志调摄：气郁体质之人性格内向，常处于抑郁的精神状态，应主动寻求快乐。多参加社会活动、集体文娱活动，常看喜剧、相声、小品，以及富有激励效果的电影、电视，勿看悲剧、苦剧，多听轻松、激昂的音乐，多读积极向上、富有乐趣、展现美好生活的图书，以开阔胸怀，解除抑郁状态。

（2）起居调摄：中医认为"郁而发之"。故在起居调摄上，起居作息要规律，顺应四时变化调节起居；适度增加户外活动时间，多接触社会，疏解郁滞；居室要宽敞、明亮，衣着要宽松、舒适，勿使气机郁结。

（3）运动锻炼：多参加体育锻炼及旅游活动。因体育和旅游均能运动身体、疏通气血,同时通过欣赏自然美景也能调剂郁结的精神情志。气功方面,以强壮功、保健功、站桩功为主,着意锻炼呼吸吐纳功法,以开导郁滞。

(4)饮食调摄:可少量饮酒,以疏气解郁、通络活血、振奋精神。多食一些行气的食物,如橙子、韭菜、茴香、大蒜、刀豆、洋葱等。另外,西瓜、苦瓜等寒凉食物以及乌梅、柿子、酸枣、李子等涩滞食物,由于其有凝滞气血的作用,故均应少吃或不吃。

(5)药物养生:常用以佛手、玫瑰、香附、乌药、川楝子、小茴香、青皮、郁金等疏肝解郁的药为主组成的方剂,如越鞠丸等。若气郁引起血瘀,可配伍当归、丹参等活血化瘀药。

(七)血瘀体质

1.体质特点

面色晦滞,口唇色暗,眼眶暗黑,肌肤干燥;舌紫暗或有瘀点,脉细涩。

2.养生要点

(1)精神情志调摄:血瘀体质之人在精神情志调摄上,要培养乐观的情绪。精神愉快则气血和畅,营卫流通,有利血瘀体质的改善。反之,苦闷、忧郁则可加重血瘀倾向。

(2)起居调摄:血瘀体质有血行不畅的特质,而血得热则行,得寒则凝。故在起居调摄上,作息要规律,保证良好睡眠,尽量不熬夜;要注意动静结合,不可过分安逸;要注意衣着和居室环境温暖舒适,避免寒冷刺激。

(3)运动锻炼:多做有益于心脏和血脉的活动,如太极拳、八段锦、站桩功、长寿功、内养功及各种健身操和保健按摩,以全身各部位都能活动起来、帮助气血运行、解除气滞血瘀为原则。

(4)饮食调理:可常食油菜、洋葱、慈姑、黑大豆等具有活血祛瘀作用的食物,酒可少量常饮,醋可多吃,山楂粥、花生粥亦颇相宜。凡具有寒凉、油腻、涩滞属性的食物都应忌食或少食,如西瓜、苦瓜、花生、蛋黄、奶酪、乌梅、柿子等。

(5)药物养生:可选用活血养血之品,如桃仁、山楂、玫瑰、丹参、当归、川芎、五加皮、三七等。

第四节　不同职业的养生

不同的职业,对人的身心会造成各种不同的影响。因此,针对不同职业的

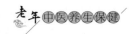

人们,根据因人养生的原则,要运用不同的养生方法。

以下分体力劳动者和脑力劳动者两类人群介绍不同职业的养生保健。

一、体力劳动者养生

体力劳动者拥有的劳动条件和所处的劳动环境,密切地影响着劳动者的身体健康。体力劳动者主要以筋骨、肌肉、肢体的活动为主,特征是体内物质代谢旺盛,能量需求多且耗损快。另外,不同工种的体力劳动者在进行工作时,身体须保持一定体位或者采取某种固定姿势,抑或是重复单一的动作,局部筋骨、肌肉长时间地处于紧张状态,久之可引起劳损。所以,体力劳动者的养生保健,首先要注意不断改善劳动条件和劳动环境。其次,对于某些职业损害,如噪声、放射性物质、高温以及铅、汞、苯、甲醇、乙醇、有机磷、粉尘等,应根据不同工种积极采用相应的方法进行防护,设法控制职业的危害因素,尽力防止职业病的发生。

(一)合理安排膳食

体力劳动者要进行正常工作,首先必须要有一定的热量摄入,要保证足够的热量供给。为此必须注意膳食的合理搭配和烹调,增加饭菜花样和提高质量,以满足机体对热量及各种营养素的需求。此外,不同工种在食物的选择上也要有所不同,这样可在一定程度上抵消或解除某些有害因素的危害。如在寒冷环境下的体力劳动者,要增加摄入的总热量,尤其注意增加脂肪的比例,还要多吃味甘、温热性质的食物;从事高温作业的体力劳动者,因出汗多会造成体内无机盐和水分损失较多,故除了大量补充蛋白质及热量外,还应注意补给含盐饮料和 B 族维生素、维生素 C 等,同时宜常吃味甘酸、性寒凉的食物;在矿井、地道、水下等黑暗环境中工作的人员,因长时间不接触阳光,故应注意补充维生素 A、维生素 D,亦可适当吃一些补血、补肝、养目的食物;长期接触苯的体力劳动者,膳食应当限制脂肪的摄入量,增加蛋白质、碳水化合物和维生素 C 的摄入量。

(二)适度运动锻炼

不同工种的体力劳动者,经常采用某种固定姿势或一定体位进行劳动,身体某些部位的筋骨、肌肉持续运动,某些部位的筋骨、肌肉则处于相对静止状态,肌群不能均衡发展,因此,需要选取相应运动项目锻炼相对静止的身体部位。售货员、流水生产线上的工人等,长时间处于站立姿势,腰腿肌肉长期处于紧张疲劳状态,常出现腰酸腿痛,甚至驼背、腰肌劳损和下肢静脉曲张。这类体力劳动者可多做些摆腿、散步、慢跑、易筋经、健身操等运动。雕刻工、装配工、包装工等,长时间地坐位工作,可选择全身性活动,特别是球类运动,可促进血液循环,增强手指、手腕的灵巧性和敏感性。

技工类如公交车、出租车司机、雕刻工、装配工、缝纫工,以及连续流水作业的工人,费体力亦费脑力,强体力劳动的同时,精神高度紧张、思虑过度,常见或常发失眠、头痛、神经性高血压等,运动宜选择运动量小、动作柔和的项目,如太极拳、五禽戏、气功等传统健身术以及球类运动、器械体操运动。

(三)劳逸互相结合

体力劳动者上班时应认真采取劳动保护措施,并严格遵守劳动纪律和操作规程,防止工伤事故发生。下班后,要保证充足休息、睡眠,以放松精神、解除筋骨肌肉的紧张与疲劳。充足的睡眠对于夜班工人尤为重要。除此之外,不同工种的工人可采取不同的休息方式。如根据可能的条件调剂工作时间,或根据条件变换体位进行工作。另外,每天要有一定的放松、休闲时间,如下班后听音乐、观鱼赏花等。长期站立工作者,应穿中矮跟鞋以减轻疲劳,还可套上弹力护腿或打绑腿以减轻腿部疲劳、预防静脉曲张。黑暗环境工作者要加强户外活动,多晒太阳。

(四)合理用脑用神

合理用脑、适度用神是保证人健康长寿不可或缺的重要因素,古人所谓"神强必多寿"即强调了合理用脑、用神的重要性。各脏腑器官均有"用进废退"的规律。体力劳动者也要适度用脑、用神,这样才能保证大脑活力旺盛、主管"神"(精神意识思维与情志活动)的五脏功能强健,进而达到健康长寿的目的。在培养自己学习兴趣的同时,结合职业特点学习园艺、缝纫、绘画、棋弈等不同的技能。有意识地锻炼记忆力,如下班后多读书看报,常观看电视和收听广播等,也可以参加一些动脑筋的游艺活动,如猜谜语、脑筋急转弯等。

二、脑力劳动者养生

脑力劳动者,必须经常性地用脑、用神去分析、思维和记忆,常有头晕头痛、心悸失眠、食欲不振等不适或处于亚健康状态;往往经常昼夜伏案,长期承受单一姿势的静力性劳动,使筋骨肌肉长期处于持续紧张的状态,易致气血凝滞而诱发多种疾病。因此,脑力劳动者的养生保健原则应是健脑养心、运动形体、心

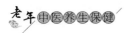

身兼顾。

（一）合理用脑用神

经常思考，注重创新，适度用脑，既能有效刺激脑细胞再生、恢复大脑活力，亦可动神强脏，因此，也是延缓人体衰老的有效方法。但是，用脑、用神也不宜过度，一般连续伏案工作时间不应超过 2 小时。在眼睛感到疲乏时宜停止工作，或闭目养神，或眺望，或做深呼吸，或做简单的形体锻炼。连续用脑用神时，要注意更换工作内容，如阅读、听录音、看图像等活动交替进行，还可边听轻音乐边工作，以平衡左右脑的活动，减轻思维中枢的压力，平衡五脏的功能。有节奏地工作和学习，不仅有助于保护大脑、五脏，保持饱满的精神状态，而且还可以提高工作效率，收到事半功倍的效果。

此外，流通的新鲜空气、明暗适中的自然光线、安静的工作场所，是脑力劳动者保持大脑清醒、提高工作效率的最佳环境条件，须特别注意。

（二）食物药物健脑

肾藏精，精生髓，髓聚成脑；心主血脉，主神志。因此，补肾益精、养心补血的食物、药物均有补脑健脑、强志增智的作用。食物、药食两用物品如花生、腰果、杏仁、胡桃等干果，大豆及其制品，芝麻、龙眼与红枣，牛奶、鸡蛋、鲜鱼、海参、淡菜以及动物脑、内脏等。药物有熟地黄、制何首乌、益智仁、女贞子、杜仲、狗脊、桑寄生、菟丝子、肉苁蓉、枸杞子、山茱萸、鹿茸、人参等。另外，亦可选用药膳或中成药，如地黄乌鸡、桂圆莲子粥、玫瑰花烤羊心等药膳，补脑丸、六味地黄丸、安神养心丸等中成药。

（三）适度运动按摩

脑力劳动者可通过适度运动锻炼、头部按摩等以达到疏经活络、调畅气机的目的，从而维护健康，并防止各种骨关节病、心脏及脑部疾病的发生。

1.适度运动

跑步或散步及太极拳等传统健身术，因其有助于改善全身血液循环和内脏的功能，可以保证给予大脑充足的血氧供应，故其不仅是全身运动，也是最常被选用的健脑运动项目。乒乓球、网球等球类运动，可训练大脑信息传导和反馈，故可锻炼大脑反应的敏捷性。研究表明，倒立可以有效地增加脑血流量，迅速消除眼花、耳鸣及脑缺氧状态；倒行可以帮助活动背部的肌肉韧带、调节脊神经的功能，可有效防治脑力劳动者的常见病如颈椎病、腰腿关节病、肩周炎等。因此，脑力劳动者可根据个人的具体情况，选择不同的方式适度运动锻炼。但倒立、倒行等运动不适合老年人群;如果年纪不是偏大、身体条件许可、又没有心脑血管疾病者,可做尝试。

2.头部按摩

头部按摩,可以帮助疏通经络气血,改善头部的血液循环,有效消除大脑的疲劳感。以下介绍三种具体的按摩方法:

(1)头顶按摩:以双手搓头皮,从前发际到后发际做梳头动作数次。

(2)头侧按摩:用双手拇指按住两边太阳穴,其余四指从头两侧由上至下做直线按揉,再按揉太阳穴。顺时针与逆时针方向各数次。

(3)浴面摩眼:两手搓热后,从上至下,从内至外摩面数次;可同时配合做眼部保健操。

(董胡兴)

第十二章　亚健康与中医干预

————— 学习目标 —————

学习目的:通过对亚健康与中医干预的学习,充分认识中医在干预亚健康方面的优势,掌握亚健康干预的原则与中医干预的方法。

知识要求:掌握亚健康的基本概念、亚健康状态干预的原则以及亚健康中医干预的基本方法。

能力要求:运用亚健康干预的原则,学会初步的亚健康状态的干预方法。

　　亚健康是人体介于健康和疾病之间的一种状态,表现为一定时间内的活力降低,功能和适应能力减退的不适或症状,但不符合现代医学有关疾病的临床或亚临床诊断标准。

　　针对亚健康状态人群做多学科全面综合的评价,对危险因素进行干预,对日常生活进行安排,能有效地延缓身体机能的减退,防止相关疾病的发生,对提高人们的生活质量、延长人们的寿命都十分有利。以"治未病"为主导思想的中医学在养生保健方面的优势,为亚健康的中医药干预提供了有效的理论依据和丰富的调理方法。

知识延接

中医治未病

　　"治未病"一词,首见于《黄帝内经》。《素问·四气调神大论》指出:"圣人不治已病治未病,不治已乱治未乱……夫病已成而后药之,乱已成而后治之,譬犹渴而穿井,斗而铸锥,不亦晚乎!"说明"治未病"就是预防疾病,并阐明了"治未病"的重要性。

　　"治未病"与西医学的"预防"有相似的含义,是指采取一定的措施,防止疾病的发生和发展。包括未病先防、欲病防萌、既病防变与瘥后防复四个方面,其中前两者属于养生保健的范畴。未病先防,是指在疾病未发生之前,积极做好各种预防工作,以达到防止疾病发生、健康长寿的目的;欲病防萌,是指亚健康状态已经发生,争取早期诊断与干预,防止疾病的产生。

第一节　亚健康状态干预原则与中医干预优势

一、亚健康状态干预原则

亚健康状态的干预,有以下四个原则:

(一)提高健康素养

世界卫生组织对健康进行阐述时强调,在身体健康、心理健康、社会适应能力和道德健康四个方面都应健全。我们要全面提高健康思想素养、健康知识素养、健康道德素养、健康心理素养和健康身体素养等,这些素养是一个有机的整体,缺失一样都无法达到完全健康的目的。

健康思想是首先要达到的素养。只有存在要求健康的想法,才会有追求健康的行动,因此,健康思想素养是其他健康素质的基础和前提。有了健康的思想,就有学习健康知识的热情,以求掌握健康知识和技能,来指导自己的养生行动,从而达到自己身体健康的目的。

健康道德素养,是人们在追求自己健康的时候,要有必要的道德,即不得因自己追求健康而妨碍别人的利益。

健康心理素养,是身体健康的一个重要的方面。"体壮为健,心怡为康",仅仅体格健壮不能称为真正的健康,还应有健康的心理。

健康身体素养,是一个综合性指标,具体要求要符合中医传统和当代医学对人们健康的具体要求。具体可参考本书第二章"中医养生保健的基本观念"中第三节"健康观"的相关内容。

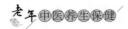

（二）调整生活方式

生活方式的好坏决定人的身体健康与否，也是决定人生的非常重要的因素。世界卫生组织在分析了世界人口健康长寿的资料后指出："个人的健康和寿命60％取决于自己的生活方式，15％取决于遗传，10％取决于社会因素，8％取决于医疗条件，7％取决于气候的影响。"明确指出了健康的决定因素是人们自己的生活方式，因此，调整亚健康状态最重要的原则是调整人们的生活方式。

生活方式包括人们在生活中所采用的不同态度和方法。好的生活方式，就是健康的生活方式，是指有利于身体健康和防治疾病，能提高人们健康水平的科学生活模式，这种生活方式将日常生活和平时防病有机地联系到一起，养成之后由于有了强大的抵抗力，对防御慢性病和一般性传染病都有积极的效果。不健康的生活方式，可以"制造"出无数疾病，这种生活方式目前还在影响着大多数人，很多慢性病确实是因为生活方式不好而导致的。

（三）优化饮食结构

优化饮食结构，是实现理想健康的基本前提和物质保证。构成人体细胞的主要成分在原子水平上包括氧、氢、碳、氮、钙及磷等六十多种元素，在分子水平上则包括七大营养素（蛋白质、脂类、碳水化合物、矿物质、维生素、水和膳食纤维）。这是人类为了维持生存、生长发育、体力活动和生命健康以食物的形式摄入的一些需要的物质。优化饮食结构，从根本上是调整不符合健康生活要求的饮食习惯和饮食方法，使之达到健康生活的要求，这种健康生活，既是一种日常生活，又是一种防病治病方式，把预防和治疗慢性病放在每日的生活中，可以摆脱亚健康状态，恢复健康。合理的饮食结构就是要做到饮食的多样化，各类食物种类齐全，比例适当，数量充足，从而达到平衡膳食。

（四）综合干预调理

亚健康状态具有广泛的社会性和特有的时代性，而现代西医学对于亚健康目前尚无明确的诊断标准，也缺乏有效的干预措施。中医学的整体观念，以及在长期临床实践中积累和升华提炼的诸多养生与治疗法则，为对亚健康进行整体调节、综合干预提供了范式。中医药干预亚健康状态，应充分发挥"治未病"的特色与优势，实现个体化的起居规律、饮食调节、情志调畅、动静结合与形神共养的生活方式以及中医药辨证调理等综合干预方法的有机结合。这些种类繁多、内容丰富、各具特色的方法，为亚健康的干预提供了理论指导与技术支持。

二、中医干预亚健康优势

中医干预亚健康,有以下三方面的优势:

（一）三因制宜

三因制宜是中医学预防、治疗疾病的重要原则,也是干预亚健康的重要原则之一。这一原则体现了对亚健康个性化调理的优势,在亚健康的干预中具有重要意义。

1. 因人制宜

因人制宜,指对亚健康人群病理性体质的辨析和干预。病理性体质为机体阴阳状态失衡,是机体在某些致病因素作用下所产生的阴阳偏盛偏衰或气血亏损失和,或形成某些病理性产物如痰湿、瘀血等,从而导致机体对某些疾病有趋向性或易感性。调理病理性体质是亚健康干预的关键。优化改善病理性体质,有助于阻断亚健康状态发展到疾病状态。亚健康人群所呈现的病理性体质,中医养生实践中可依据气血阴阳的偏盛偏衰,分为阳虚、阴虚、气虚、血虚及阳盛、痰湿、气郁、血瘀、湿热等体质进行调理。

2. 因时制宜

因时制宜,指根据季节、节气、月令、昼夜等不同的特点,对亚健康人群提出适宜的养生调理方法。人体顺应四时等时序则可安然无恙;若违背自然,寒温不适,燥湿不调,则有碍脏腑功能,致适应能力下降,易形成亚健康状态。中医在干预人体亚健康过程中,十分重视季节等时节气候因素对人体的影响作用,必须考虑人体与季节等气候阴阳的逆从关系,根据不同季节的气候特点,来制定适宜的治疗原则。

3. 因地制宜

因地制宜,指根据不同地域气候、地理环境、生活习惯和经济生活的特点,对亚健康人群提出适宜的干预方法。东南沿海地区的居民,因环境温热潮湿,易形成痰湿或湿热病理体质,亚健康干预应注重清热、利湿、化痰。西北地区居民处于高寒干燥环境,膝理致密,易形成寒燥病理体质,亚健康干预应注重滋阴去燥、温阳祛寒。

（二）形神同治

形神统一的生命观是中医理论体系的基本观点。中医学认为,生命活动的根本特征是"形与神俱""形神合一"。神不能离开形体而存在,形亦离不开神,

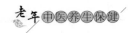

神既是生命活动内在的主宰，又是生命活动外在的表现。神必须依附于形才能完成其主宰生命的功能，形只有在神的统御下方能进行生命活动并产生生命现象。心理情绪障碍、失常是导致亚健康状态的重要原因，也是形神学说中形与神相互依存、相互作用的体现。因此，中医干预亚健康状态必须坚持"形神同治"的原则，既要改善人们的机体状态，又要关注人们的心理情绪，将其心理情绪行为症状纳入辨证体系，并在治疗过程中有针对性地引入中医传统的"以情胜情法""移情易性法"等调理方法，以加强心理疏导，达到身心同调、形神同治的效果。

（三）辨体调理

中医学认为体质是个体在其生长发育过程中形成的形体结构与功能方面的稳定的特殊类型，在一定程度上反映了机体功能方面的特殊性和阴阳气血盛衰的禀赋特点。体质的不同决定了个体对致病因素趋向性、易感性的差异，同时决定患病后证候类型的不同。亚健康处于生理体质与病理体质的临界状态。体质因素主导着亚健康状态的转化，影响着亚健康的性质、转归、预后。不同体质类型与亚健康进一步发展为某一疾病具有一定的趋同性，即不同体质类型与亚健康发展成的疾病高度相关。因此，要想预防亚健康的发生，并防止其向某一种疾病转化，必须根据每个人的体质特征以及周围环境对个体的影响等因素，对机体内气血阴阳的偏颇进行整体调节，对病理体质状态进行调理、优化。改善体质的病理表现是预防亚健康的最佳方案。因此，辨体调理是整体调节的关键。

第二节　亚健康状态基本证候与中医干预

一、亚健康状态的基本证候

根据中华中医药学会 2006 年发布的《亚健康中医临床指南》，亚健康状态的中医基本证候有以下八种类型，可用以指导中医对亚健康状态的辨证调摄和干预。

（一）肝气郁结证

肝气郁结证是由肝的疏泄功能异常，导致气机郁滞所表现的证候。临床上主要表现为胸胁满闷，喜太息，周身窜痛不适，时发时止，情绪低落和（或）急躁易怒,咽部异物感,月经不调,痛经;舌苔薄白,脉弦。

（二）肝郁脾虚证

肝郁脾虚证是由于肝郁乘脾、脾失健运所表现的证候。临床上主要表现为胸胁满闷,喜太息,周身窜痛不适,时发时止,情绪低落和（或）急躁易怒,咽部异物感,周身倦怠,神疲乏力,食欲不振,脘腹胀满,便溏不爽,或大便秘结;舌淡红或黯,苔白或腻,脉弦细或弦缓。

（三）心脾两虚证

心脾两虚证是指心血虚证与脾气虚证同时出现的证候。临床上主要表现为心悸胸闷,气短乏力,自汗,头晕头昏,失眠多梦,食欲不振,脘腹胀满,便溏;舌淡苔白,脉细或弱。

（四）肝肾阴虚证

肝肾阴虚证是指肝肾两脏阴液亏虚、虚热内扰所表现的证候。临床上主要表现为腰膝酸软,疲乏无力,眩晕耳鸣,失眠多梦,烘热汗出,潮热盗汗,月经不调,遗精早泄;舌红少苔,或有裂纹,脉细数。

（五）肺脾气虚证

肺脾气虚证是指由于脾肺两脏气虚、功能减退所表现的证候。临床上主要表现为胸闷气短,疲乏无力,自汗畏风,易于感冒,食欲不振,腹胀便溏;舌淡苔白,脉细或弱。

（六）脾虚湿阻证

脾虚湿阻证是指脾气虚弱、脾失健运、湿浊内阻所表现的证候。临床上主要表现为神疲乏力,四肢困重,困倦多寐,食欲不振,腹胀便溏,面色萎黄;舌淡苔白腻,脉沉细或缓。

（七）肝郁化火证

肝郁化火证是指由肝气郁滞、气郁化火而致肝经火盛、气火上逆的证候。临床上主要表现为头胀头痛,眩晕耳鸣,胸胁胀满,口苦咽干,失眠多梦,急躁易怒;舌红苔黄,脉弦数。

（八）痰热内扰证

痰热内扰证是指痰火内盛、扰乱心神,以神志症状为主的证候。临床上主要表现为心悸心烦,焦虑不安,失眠多梦,便秘;舌红苔黄腻,脉滑数。

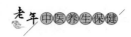

二、亚健康状态的中成药疗法

亚健康状态的中医病因病机主要为饮食不节、劳逸损伤、七情内伤等导致气机紊乱、脏腑阴阳气血失调。亚健康状态的症状表现,几乎肝、心、脾、肺、肾五脏都有涉及,主要临床表现是疲劳,精神压力占有重要地位,所以亚健康的临床表现以虚证为主,虚中夹实,而脏腑气机失调是关键。亚健康状态的药物治疗包括中成药疗法正是基于这种认识。

(一)常用单味药物

基于中医干预亚健康的中药使用频数的研究表明,使用较高的单味药物有黄芪、白术、党参、山药、人参、熟地黄、当归、白芍、陈皮、柴胡、茯苓、川芎、山茱萸、牡丹皮等药物。依据循证医学的理论,这些药物应是当前亚健康状态药物疗法的主要选择药物,提示亚健康状态的药物疗法应以补虚、调补脏腑为主,兼顾理气和化瘀。从相关其他中药使用来看,在补虚同时应重视活血化瘀、理气行滞、安神定志、利水渗湿等方法的综合运用。

(二)中成药疗法

辨证论治是中医学的基本特点,也是亚健康状态药物疗法的基本原则。根据亚健康状态中医临床基本证候,通过辨证,采用个体化的药物干预方法。亚健康状态药物疗法在实际应用中最好选择中成药剂型,如颗粒剂、丸剂、散剂、膏方等剂型,其口感较好、对脾胃损伤较小,适宜于亚健康者长期服用。

以下介绍亚健康状态基本证候的常用中成药疗法:

1. 肝气郁结证

【治法】疏肝解郁。

【方药】柴胡疏肝丸(主要成分:柴胡、白芍、香附、川芎、枳壳、甘草)。

2. 肝郁脾虚证

【治法】疏肝健脾。

【方药】逍遥丸(主要成分:柴胡、白芍、当归、白术、茯苓、薄荷、煨姜、甘草)。

3. 心脾两虚证

【治法】健脾养心。

【方药】归脾丸(主要成分:黄芪、党参、白术、茯苓、酸枣仁、远志、龙眼肉、木香、甘草)。

4.肝肾阴虚证

【治法】滋补肝肾。

【方药】六味地黄丸（主要成分：熟地、山药、山茱萸、丹皮、泽泻、茯苓）。

5.肺脾气虚证

【治法】补益肺脾。

【方药】玉屏风颗粒（主要成分：黄芪、白术、防风）。

6.脾虚湿阻证

【治法】健脾渗湿。

【方药】参苓白术散（主要成分：党参、白术、茯苓、白扁豆、薏苡仁、山药、莲子、桔梗、砂仁、甘草）。

7.肝郁化火证

【治法】疏肝清热。

【方药】加味逍遥丸（主要成分：丹皮、栀子、柴胡、白芍、当归、白术、茯苓、薄荷、煨姜、甘草）。

8.痰热内扰证

【治法】清热化痰。

【方药】黄连温胆汤、黄连温胆丸（主要成分：黄连、竹茹、半夏、茯苓、枳实、陈皮、甘草）。

三、亚健康状态的非药物疗法

亚健康状态的不适或症状集中表现在躯体、心理和社会交往几方面，是由生活方式不良以及政治、经济、社会、文化等诸多因素对人体不良刺激所造成的。因此，单纯的药物干预效果未必明显，甚至毫无效果。现代研究认为，亚健康状态的治疗应多种方法结合，综合干预是最终策略，非药物疗法是其重要的干预手段。

（一）饮食疗法

饮食疗法，是在中医学理论指导下，通过合理地摄取饮食，将食物或食物与药物配伍制成具有养生作用的特殊膳食，用于养生保健，进而维护健康、延年益寿的一种养生方法。

饮食疗法即食疗，是在中医理论指导下，根据食物的性味、归经、功能选择食用，使其作用于不同脏腑，对机体起到调理和治疗作用以防治疾病、维护健康的方法,是中医学的重要组成部分。中医学历来重视饮食对于健康的影响。《素问·脏气法时论》曰:"毒药攻邪,五谷为养,五果为助,五畜为益,五菜为充,气味和而服之,以补精益气。"唐代孙思邈《千金要方》说:"夫为医者,当须先洞晓病源,知其所犯,以食治之,食疗不愈然后命药。"恰当食疗具有调节脏腑功能、祛除病邪、滋补强身、养颜美容、延年益寿等作用。食疗简便易行,不良反应小,易为人们接受,是干预亚健康的常用方法。

食疗干预亚健康,首先必须熟悉食物的性味、归经等性质,这是食疗干预亚健康的基础。食物的"性",即温、热、平、寒、凉。一般认为,寒凉性食物大都具有清热泻火、凉血解毒的作用,常用于热性病证;温热性食物大多具有温中助阳、散寒通脉的作用,常用于寒性病证;平性食物则有健脾开胃、补益身体的作用。食物的味,包括辛、甘、酸、苦、咸五种。辛是指辛香或辛辣的滋味,有发散、行气、行血等作用;甘是指甘淡或甜的滋味,有滋补、和中、缓急的作用;酸,指有酸的味道,具有收敛固涩的作用;苦,指有苦的味道,具有泻火、燥湿、宣泄等作用;咸,指有咸的味道,具有软坚散结及润下通便的作用。食物的归经也是食物性能很重要的方面,其本质是指食物对机体脏腑经络的选择性,只有与性味结合,方可完整地反映食物的性能,以防治疾病、维护健康。

在明确食物性质的基础上,才能根据亚健康状态的中医证候特征来施食、确立饮食宜忌,如寒证者宜食温热性、辛甘味食物,忌食寒凉性、酸苦味食物;热证者宜食寒凉性、酸苦味食物,忌食温热性、辛甘味食物;虚证者宜食甘味食物,虚证患者多有脾胃功能减退、消化吸收机能不足,应忌食肥腻、油煎、坚硬的食物;实证者饮食宜忌则要根据辨证情况而定。

(二)针灸疗法

针灸通过刺激经络和腧穴,调节机体脏腑、气血、经络的阴阳平衡,泻其有余、补其不足,使机体趋于"阴平阳秘,精神乃治"的健康状态。目前,针灸疗法已成为中医干预亚健康的一种独具特色且有效的方法。

针灸干预亚健康常用的穴位有百会、气海、关元、神阙、命门、中脘、足三里、三阴交、背俞穴、合谷、太冲、涌泉等。通过对这些穴位施以针刺或艾灸等治疗,可达到培补元气、强壮脏腑功能、扶正祛邪、治病保健的效果。在这些穴位中,足三里和三阴交穴是针灸干预亚健康的主要穴位,足三里穴是足阳明胃经的下合穴,通过针刺或艾灸,既能扶正培元,提高人体的抗病能力,又能促进食欲,恢复机体精力;三阴交穴为足三阴经交会穴,具健脾、益肝、补肾的功效,更可助脾运化、疏经通络。

针灸亦可用耳压法进行干预调理,常用穴位有神门、交感、皮质下、内分泌、肝、脾、胃、心、肾等耳穴点。常规消毒后,将在 75% 的酒精中泡过的生王不留行籽放于约 6 mm×6 mm 的胶布中间,对准提前选好的耳穴最为敏感处,将其贴于耳郭上,嘱使用者每日自行按压耳穴处 3～5 次,每次每穴约 1 分钟,3 天一换,左右耳交替施术,4 周为 1 个疗程。

（三）推拿疗法

推拿疗法的优势在于既没有药物的毒副作用,也没有针灸对机体组织的损伤,在治疗过程中给人以舒适的感觉,能通过激发人体经络系统,实现祛邪扶正、平衡阴阳、调节脏腑气血,从而使机体正常活动得以恢复和维护,并有效地缓解相关不适或症状,促使体力和脑力的恢复与协调发展。此法最适合于亚健康人群的养生保健。

目前,常见的推拿按摩方法有循经取穴推拿、辨证推拿、整脊疗法、按摩足反射区、推拿按摩全身、足反射区推拿按摩和耳穴按压、自我保健推拿按摩等方法。推拿按摩的常用手法有按、摩、推、拿、揉、捏等,操作一般要先轻后重、柔和持久、由慢而快、由浅到深、先急后缓。按法,适用于全身各部操作,可治疗局部肌肉肿胀麻木、痹痛痿瘫、扭伤挫伤等。摩法,适用于四肢、头、胸及腰部,可治疗痹痛痿瘫、麻木胀满等。推法,适用于躯干和四肢部,可治疗消化不良、肝胃不和、胸腹胀满、肢体痿瘫、麻木、痹痛等。拿法,适用于肌肉丰厚处,可治疗肌肉筋骨痛风、劳损、麻痹不仁等。揉法,适用于全身各处,可治疗腰背、四肢、头部、腹部疾病。捏法,适用于全身各处,可治疗头、项、背、腰、四肢部痹痛等。除上述手法外,还有拍法、摇法、弹法、叩法、振法等。这些都是在推拿按摩中常用的手法,可结合受术者的具体状况使用。

（四）精神情志调摄

中医学认为健康是人与自然、人与社会、自身形体与精神情志之间的动态平衡,而亚健康和疾病则是人体的阴阳失衡。中医学强调"形神合一",重视精神情志因素在疾病发生、发展、预后等各方面所起的作用,相应地产生了具有中医特色的精神情志调摄疗法。

以下介绍四种治疗亚健康的精神情志调摄方法:

1. 情志相胜法

情志相胜法,是根据情志与五行之间的配属,用一种情志有效地抵消或制约原有的过盛之情志,从而可治愈或缓解包括亚健康在内的不适或疾疾。如元代张子和指出:"悲可以治怒,以怆恻苦楚之言感之;喜可以治悲,以谑浪亵狎之言娱之;恐可以治喜,以恐惧死亡之言怖之;怒可以治思,以污辱欺罔之言触之;思可以治恐,以虑彼志此之言夺之。"此类方法在运用时需灵活掌握,并把握好情志刺激的度,方可取得良好疗效。

2. 移精变气法

移精变气法,是医生运用各种方法来转移患者的精神意念活动,借以调理和纠正其情志异常、气机紊乱的病理状态,促使疾病得以康复的一种心理疗法。该疗法是在"形神合一"的理论指导下,通过"治神以动其形"而达到治疗目的。具体又可分为精神转移法和情志导引法两类。前者即将使用者或患者的精神意念活动从亚健康或疾病及其内心思虑的焦点上转移或分散至其他方面,以缓解或消除这些精神情志的恶性刺激引起的病理改变,促使亚健康或疾病趋向康复。情志导引法即主要通过医生指导患者进行呼吸吐纳锻炼,或配合一些动作来引导或控制其精神情志活动,从而达到移精变气的治疗目的。

3. 顺情从欲法

顺情从欲法,是指顺从亚健康者或患者的某些意愿,满足其一定的心身需求,以消除致病心因的一种心理治疗方法。人的情绪变化则取决于需要满足与否。若客观事物能满足其需要,则产生肯定的情绪体验;否则,会产生否定的情绪体验,而否定的情绪体验往往通过对人体神经、内分泌、免疫系统或脏腑经络的影响而导致疾病。所以,对欲求得不到满足而导致的亚健康或疾病,往往需要从其愿顺其情,使亚健康者或患者怡然喜悦,心情舒畅,才能解除病情。本疗法有较普遍的适用性,对那些因外界条件所限,或个人过分压抑、胆怯、内向而愿望难遂、积日成疾的亚健康者或患者尤为适宜。

4. 激情刺激疗法

激情刺激疗法,指激发强烈、短暂的情绪、情志,使亚健康者或患者处于激情或应激状态,借其势来治疗疾病的方法。是医生有意识地诱发亚健康者或患者强烈而短暂的情绪、情志,以达到治病的目的。人的情志变化,尤其是在激情和应激的情况下的情志变化,可引起生理、病理的突然改变,如果掌握适当,应用到治疗上,可收到立竿见影的疗效,但难度较大。归纳历代医案,有惊恐应激法、愤怒应激法、羞辱应激法等。

(张　凯)

参考文献

［1］ 王玉川.中医养生学［M］,上海:上海科学技术出版社,2008.

［2］ 谭兴贵.中医养生保健研究［M］.北京:人民卫生出版社,2009.

［3］ 郭海英.中医养生学［M］.北京:中国中医药出版社,2009.

［4］ 马烈光.中医养生学［M］.北京:中国中医药出版社,2009.

［5］ 邓沂.黄帝内经养生智慧解密［M］.北京:中国中医药出版社,2017.

［6］ 邓沂.时间智慧:24节气巧养生［M］.西安:西安交通大学出版社,2018.